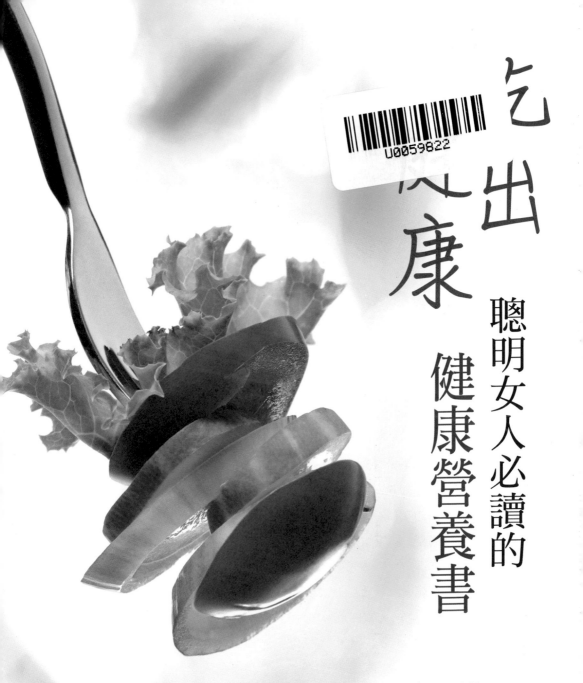

吃出健康

聰明女人必讀的 健康營養書

本書內容是作者多年研究營養學的精華彙集，經臺北市立聯合醫院營養科
張惠萍主任審定，融合了現代科學知識與中華傳統的醫學智慧，其內容普
遍適用於一般社會大眾；但由於每個人的體質與生活習慣皆有不同，讀者
若在參閱本書建議後仍未能獲得改善，或有所疑慮，應及時向您的專業醫
師、營養師與藥師洽詢，才能為您的健康做好最佳把關。

推薦序

由於醫藥科技發達及生活水準提高，臺灣人的平均壽命不斷的增加，尤其是女性的壽命更高達83歲，足足高出男性6歲以上。在這麼長的歲月裡，女人通常希望自己老得慢些，有好的氣色及光澤細嫩的皮膚，能由內而外的美麗——這就需要充足的營養、適當的飲食調理，並配合良好的生活作息來達成。

很多的女性朋友一生都在與體重抗戰，為了維持纖細的體態，但又不想增加活動量，只能讓自己處於飢餓的狀態，長期營養素攝取不足，容易造成虛弱、貧血、骨質疏鬆等問題。臨床上我們常見到一些女性朋友，即使體重在理想範圍或甚至過輕，但其體內的體脂肪卻過高，臉色蒼白，手腳冰冷，成了名副其實的泡芙女，這對健康是極其不利的。

健康的飲食習慣對身體是非常重要的，女性的一生中，青春期、孕產期、更年期等，會面臨生理上重要的變化階段，本書針對女性不同生命期會面臨的問題，參考了中國幾千年的飲食療養經驗及現代營養觀點，提供女性飲食保健上的建議。女性是全家健康之鑰，增進自己的營養保健知識，應用在日常飲食生活中，除了可以增添自己的美麗外，也能照顧好全家的健康。

臺北市立聯合醫院營養科主任

張惠萍

Foreword

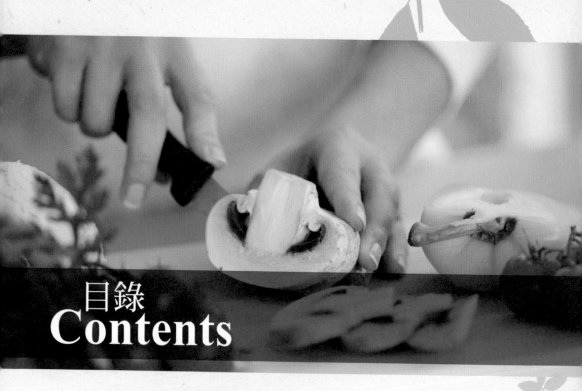

目錄
Contents

第一章
女人的美麗**源自營養**

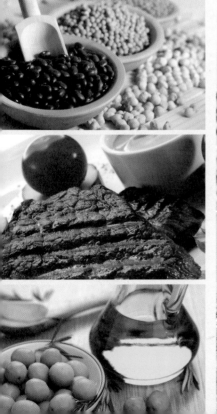

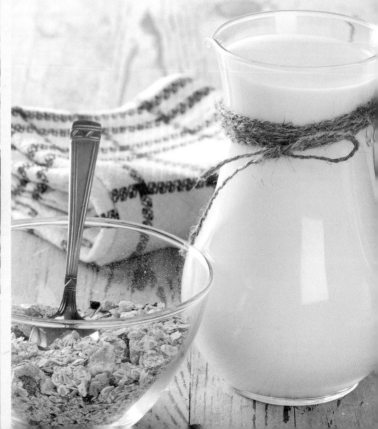

第三章
女人要「好色」！不可不知的**七彩營養學**

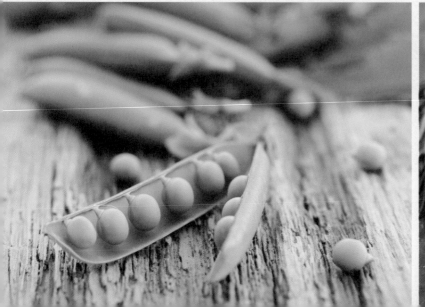
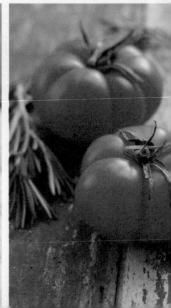

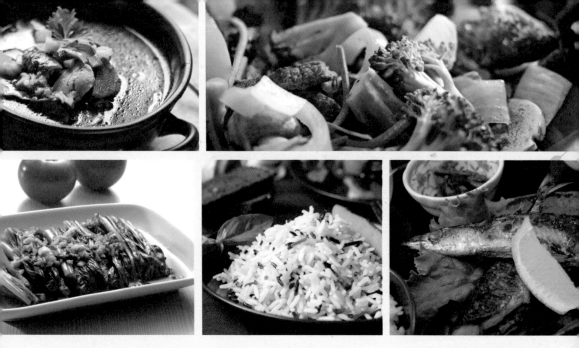

第四章
永遠18歲的美麗祕密

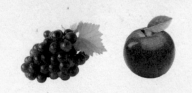

第五章
特殊時期給自己特別的**營養呵護**

第六章
婦科疾病不惱人，做自己的**營養醫生**

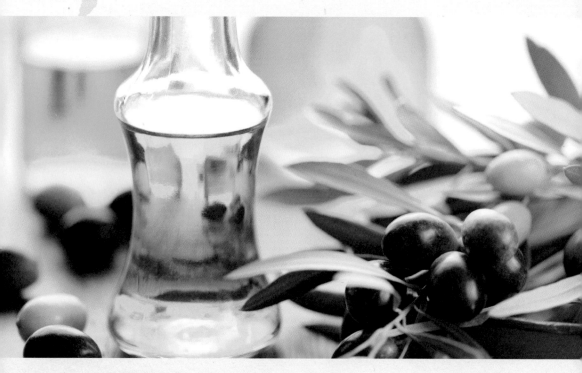

第七章
營養與美容的八大迷思

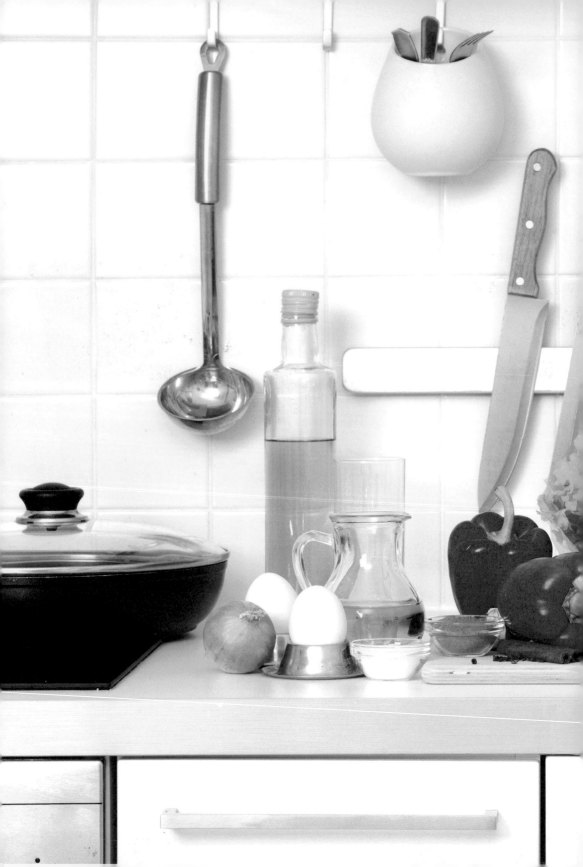

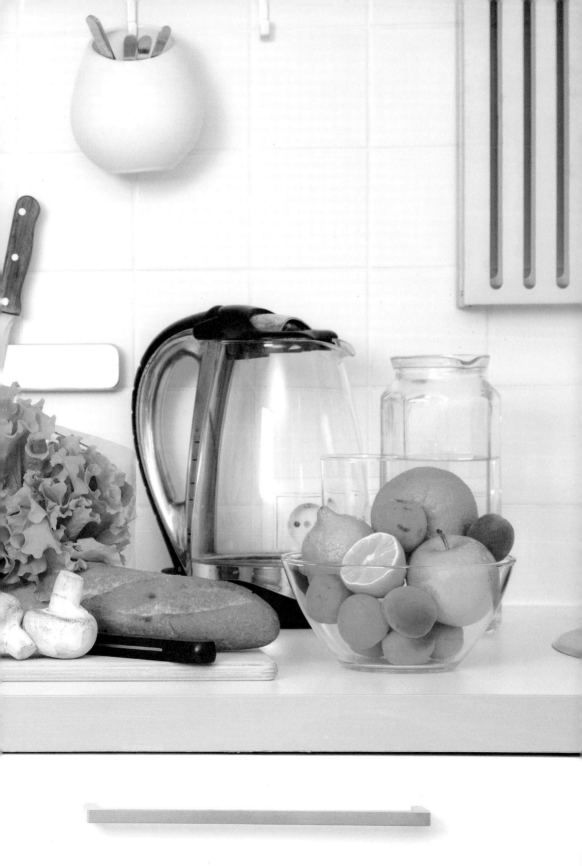

CHAPTER **1**

女人的美麗
源自營養

■ 營養是女性健康和美麗的基礎

和男人相比，女人一生的生理週期特點非常明顯：女性經歷青春期以後有月經，之後可能會懷孕生子，生完孩子還得經歷哺乳期，到了50歲左右又進入更年期。不同時期的變化都會表現在皮膚的膚色還有身體的體態，另外體內的代謝環境也會發生變化，這些都需要透過飲食、透過營養調理。

我們評判一個女性的外貌美麗與否，她的皮膚狀況往往是一項重要的評判標準：白皙、紅潤、光澤的肌膚會為美麗加分不少，而黯淡無光、滿臉痘痘和皺紋的皮膚則自然大大扣分。影響肌膚好壞的因素，除了外在的陽光照射、空氣汙染、溫度濕度之外，最重要的內在因素，便是營養。營養不良或者失衡，皮膚便會顯現出不健康的狀態；而合理、科學的營養飲食，可提高皮膚細胞的新陳代謝，補充皮膚消耗的養分，增強皮膚的生理功能，使肌膚光澤、細嫩、富有彈性。

現代醫學研究表明，皮膚顏色的變化與氧化血紅素、還原血紅素、胡蘿蔔素和黑色素含量的多少以及局部血液供應狀況、身體健康狀況等有關。中醫理論認為，五臟調和、氣血旺盛、身體健康的人，其皮膚必定是光潔、紅潤的。由此可見，健康美麗的皮膚是可以依靠合理均衡的飲食來獲得的。

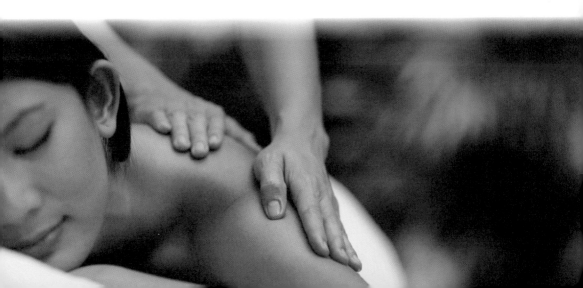

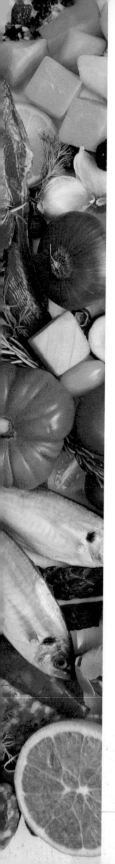

合理均衡的飲食要遵循全面、平衡、適當三個基本原則。

一、飲食要全面

所謂全面，是指各種營養素的攝取要全面，食不厭雜，這是構成平衡飲食的基礎。人體所需的養分除了水之外，還有五大類營養素，單靠一種或少數幾種食物不能提供人體所需的全部營養。因此，每日應攝取肉類、魚類、貝類、豆類、蛋類、乳製品、油脂類、海藻類、蔬果類等食物，從而獲得人體每天需要的五大類營養素——醣類（包含纖維）、蛋白質、脂質、維生素和礦物質——另外也需要補充適當的水分。只有當身體得到了足夠的營養，皮膚才會紅潤有光澤。

二、飲食要平衡

所謂平衡，是指各種營養素的攝取與人體所需相對平衡。營養攝取過少，不能滿足需要，會發生營養不良性疾病；攝取過多，既是浪費又使身體產生負擔，造成營養過剩性疾病，比如肥胖。

同時，由於不同的身體狀況、不同的生活環境，以及一年中不同的季節、一天內不同的時間等差異，也使得女性對飲食營養的需要會有所不同。比如，某些肌肉相對發達、骨骼強壯的女性，就需要較大量的蛋白質、鈣；經常做大量運動或體力勞動的女性則需要較高的熱量；而遭受疾病折磨、身體羸弱的女性，便須依病情需求補充各類營養素，這能幫助她們控制病情，促進康復。

另外，一日三餐的營養需求也都不盡相同。

三、飲食要適當

所謂適當，是指攝取各種營養的比例要適當，在全面和平衡的基礎上制定合理飲食搭配。

人體元素的組成及在不同狀況下，對各種營養素的需要量是有

一定比例的，只有符合人體需要的比例才能讓人體有效地吸收和利用營養，過多或過少都會影響人體的健康。比如，當攝取的醣類和脂肪不足，體內的熱量供應不夠，身體就會分解體內的蛋白質來釋放熱量，以補充體內所需的葡萄糖；但蛋白質是構成人體的「建築材料」，體內缺少了它，會嚴重影響健康。所以，應該在攝取蛋白質的同時，也攝取足夠的醣類和脂肪，這樣就可以減少蛋白質的分解，從而充分利用它來修補和建造新的細胞和組織。

由此可見，**各種營養素之間存在一種非常密切的關係**，因此，要想使各種營養素在人體內充分發揮作用，不但要注意為身體補充各種營養素，還必須注意這些營養素的比例是否適當。

總之，女性要想擁有健康和美麗，「飲食的均衡」是最基本的前提：適量喝水以保持身體新陳代謝系統的正常工作；吃富含纖維素的食物，以增強飽腹感，減少脂肪的吸收；多吃通便、利尿的食物；控制醣類和脂肪的攝取——這樣才能為人體提供充足而完善的各種營養素，使全身的細胞得到適當的養分，細胞才能進行正常的生理代謝，各個組織、器官和系統才能發揮它們正常的生理機能，使女性時刻保持臉色的紅潤與充沛的精力。

營養專家提醒您！

對於成年女性而言，月經週期的血液流失，以及不合理的飲食結構，會導致頭暈、無力、臉色萎黃等血氣不足症狀。因此，及時**補充鐵質、葉酸、維生素B$_{12}$和優質蛋白質等營養素**，並配合一些可調補氣血的食藥兩用類食材（如紅棗、桂圓、當歸等），可令女性時刻保持臉色的紅潤與充沛的精力。

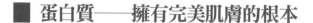

■ 蛋白質——擁有完美肌膚的根本

「蛋白質」一詞源於希臘語，意思是「第一重要」。它是生命的物質基礎，占人體體重的16％～19％，可以說，沒有蛋白質就沒有生命。蛋白質在體內參與組成各種組織和器官，如皮膚、肌肉、骨骼、血液、內臟器官、毛髮和指甲等；蛋白質亦參與構成多種重要的生理活性物質，如催化生物化學反應的酶、調節代謝平衡的荷爾蒙和抵制外來微生物的抗體等。

從美容的角度來說，蛋白質是讓女性的皮膚、頭髮、指甲及肌肉擁有光澤的好幫手，原因有以下幾個。

◆ 蛋白質中含有20多種胺基酸，皮膚角質層裡40％都是胺基酸，胺基酸也是皮膚的天然保濕因子。如果皮膚缺少胺基酸，就會出現皺紋，變得乾燥。另外，胺基酸組成的「胜肽」物質，能促進膠原蛋白生成，有益於去除皺紋並提升臉部輪廓。

◆ 蛋白質中含有一種叫作酵素的活性物質，它是由多種維生素、礦物質和胺基酸構成，能夠避免紫外線、環境壓力和衰老等對於皮膚的損害，使女性的肌膚由暗沉、粗糙，變得光滑明亮。

◆ 蛋白質中含有的胱胺酸、色胺酸可延緩皮膚衰老，改善肌膚粗糙現象；蛋白質中的膠原蛋白和彈性蛋白可使皮膚細胞豐滿、肌膚充盈、皺紋減少，使皮膚變得細嫩和富有彈性。

◆ 蛋白質中的胱胺酸及半胱胺酸是構成頭髮的主要成分，因此蛋白質充足可使頭髮烏黑發亮，光滑有彈性，不分叉、不掉髮。

◆ 眼睛的一切生理功能以及新陳代謝，都離不開蛋白質。例如蛋白質與維生素A在體內能合成視素——視紫紅質，缺乏視紫紅質則會引起夜盲症。

◆ 蛋白質還能幫助愛美的女性減肥瘦身。首先，蛋白質有益於排出身體中的鹽分與多餘的水分，可以幫女性避免水腫；再則，

女性荷爾蒙中所分泌的物質，會讓脂肪堆積在女性的臀部和腿部，而蛋白質可以抑制這類荷爾蒙分泌，讓多餘的肥肉不至於一層層堆積；另外，由於蛋白質在人體中的消化時間比較長，相對的，就比較不容易產生饑餓感，自然能幫助女性控制食慾，避免進食過多。

可見，不管從健康的角度還是美容的角度來說，補充足量的蛋白質對女性大都是有益的。由於人體內的蛋白質並非固定不變，而是處於不斷更新的狀態中，例如一個成年女性每天會經由皮膚、毛髮、黏膜脫落、月經和腸道菌體死亡等排出**20多克蛋白質**——因此女性每天必須攝取一定量的蛋白質，才能彌補損失的量。

營養學會建議，成年女性應按每一公斤體重／1.0克蛋白質的標準來補充，或占總熱量的10～20％，即一個45公斤的成年女性每天需補充45克蛋白質；而哺乳期的婦女，則需每天增加約10～15克，即一個50公斤的哺乳女性每天需攝取約60～65克蛋白質。

食物是蛋白質的主要來源，一般而言，蛋白質分為兩大類：一是動物蛋白質，即各種奶類及其製品、魚肉、蝦、肝臟、蛋類、瘦豬肉、牛肉；另一類是植物蛋白質，即多種豆類及其製品（尤其黃豆）。其中，**禽肉、畜肉類含脂肪比較多，植物蛋白質吸收利用率較低，而魚類則是最好的蛋白質來源之一**，因此應多吃魚來補充蛋白質。

此外，要想獲得充足的蛋白質營養，飲食就要避免過分單調，種類越多越好，還要注意搭配，粗、細、雜糧混用，葷素搭配合理，充分吸收食物中所有的胺基酸，以合成自身所需的蛋白質。

營養專家提醒您！

吃高蛋白食物後不要立即喝茶，應間隔2小時，否則茶葉中的單寧酸會與蛋白質結合而生成新物質單寧酸蛋白，單寧酸蛋白至少有兩大弊端：一是難以溶解，使蛋白質無法被人體腸道黏膜所吸收，這無疑削弱了高蛋白食物的營養價值，造成浪費；二是單寧酸蛋白是一種收斂劑，有抑制腸道蠕動的消極作用，容易誘發便祕。

■ 脂質──美麗肌膚的重要關鍵

在這個講究骨感美的時代，女性們為了保持身材，對脂質可以說是避之唯恐不及，不僅會盡量避開肉類等富含脂肪的食物，另外還通過藥物、按摩、精油等方法來吸脂、排脂，總之就是希望體內的脂肪越來越少，身材越來越瘦。

但是，當女性完全拒絕脂質時，不僅難以獲得美麗，事實上更可能會連自身的健康也賠上去。所以，女性應該要對脂質有一個正確的認識才行。

脂質是由一個甘油分子和三個脂肪酸構成，故又稱「三酸甘油酯」，也稱油脂。脂肪酸是構成脂肪的基本元素，根據碳鏈上有無雙鍵及雙鍵數目，脂肪酸分為飽和脂肪酸、單元不飽和脂肪酸及多元不飽和脂肪酸；根據脂肪酸分子結構，將脂肪酸分為 ω-3、ω-6系列不飽和脂肪酸。

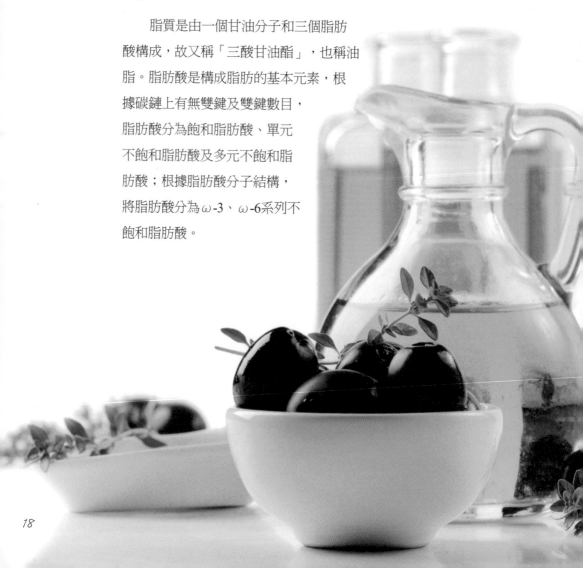

脂肪酸種類	來源於哪些食品	對健康的影響	建議攝取量
單元不飽和脂肪酸	橄欖油、菜籽油和花生油中含有最多的單元不飽和脂肪酸。另外還有果仁。	有助於降低血膽固醇、三酸甘油酯和血壓;改善胰島素敏感性。	占食物熱量的10%～15%。
多元不飽和脂肪酸	富含於玉米、紅花籽、芝麻、黃豆和葵花油、果仁、種籽、亞麻籽油、菜籽油和堅果、魚類等食物中。	可降低血膽固醇含量,降低罹患心臟病的危險;並有助於改善免疫功能,治療炎症。	占食物熱量的10%左右。
飽和脂肪酸	畜類、禽類、黃油、乳酪、奶油和全脂牛奶、餅乾、油炸薯片、烤製食品中的熱帶油(椰子油、棕櫚油、棕櫚核油等),較多含有飽和脂肪酸。	會增加罹患血膽固醇和心臟病的危險;也可能增加某些癌症的患病機率。	盡可能地少吃,控制在食物熱量10%以內。
反式脂肪酸(即人造脂肪)	多包含在冰淇淋、甜點、餅乾和炸薯條等食物中。	過度攝取會生成血栓;亦會導致低密度膽固醇(LDL)增加、肥胖、心血管疾病等。	能不吃就不吃。

如前所述,女性不應該完全拒絕攝取脂質,因為它具有以下功能。

一、結構功能

脂肪是人體的必要構成物質,細胞膜基本上都是以脂肪為主要構成物質。可以說,**沒有脂肪,便沒有了人體**。只要對皮膚的結構有所瞭解,女性就會發現皮膚下面有很厚的皮下脂肪,正是這些皮下脂肪讓女性的皮膚看起來飽滿、富有彈性;而隨著年齡的增加,皮下脂肪會慢慢減少,皺紋便出現了。這也是為什麼有些女性在年輕時很苗條很漂亮,可是一過了30歲就會老

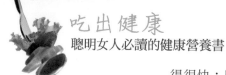

得很快；反觀那些比較豐滿的女性，相對來說卻老得慢一些。這就是脂肪的功勞。

二、提供、儲存能量

人體每日需要的熱量約有30％是由脂肪提供的，這些能量支撐著人體正常的生理活動，如果沒有脂肪提供能量，身體機能就難以維持正常的運轉，更不要說是去做運動或是充滿活力地上班了。此外，脂肪細胞儲蓄了大量的能量，當消耗的能量超過攝取的能量時，脂肪便能把儲存的能量釋放出來供人體消耗。當女性在懷孕和哺乳期間，便需要大量的能量，這時唯有體內的脂肪組織能承擔。

三、脂肪促進女性的性發育

研究發現，女嬰從誕生起，體內就帶有控制性別的基因，在青春期來臨之前，只有當體內脂肪儲量到達17％時，這種基因才能把遺傳密碼傳遞給大腦，從而產生性荷爾蒙，促使女性月經初潮和卵巢功能的形成；只有體內脂肪含量超過22％時，才能維持女性正常排卵、月經、受孕以及哺乳功能。如果女性盲目節食，抵制脂類食品，體內大量蛋白質和脂肪被耗用，造成女性荷爾蒙缺乏，便不可避免地會使月經初潮推遲或月經失調，嚴重者可發生閉經。

四、保護身體組織

脂肪是器官、關節和神經組織的隔離層，可避免各組織相互間摩擦，對心、肺、胃等器官具有保護和固定作用；另外，當受到外力衝擊時，脂肪也可以保護器官不破裂出血。

儘管脂肪對女性的身體有種種好處，但如果攝取脂肪的方式不當，也會帶來肥胖等健康問題。在飲食總熱量中，脂肪提供的熱量最好在20％～30％之間，按照一般成年人每天需要攝取1800～2600大卡的熱量以及30％的上限來計算，是60～85克脂肪。很多女性之所以肥胖，除了因為食用「油」這種99％含量都是脂肪的東西外，可能還吃下了很多「隱形脂肪」——例如100克蛋黃的脂肪含量為29克，100克豬梅花肉中脂肪含量為31克，而100克花生米中的脂肪含量更是高達43克——因此女性要儘量減少這些高脂肪食物的攝取。

　　此外，食物中所含的脂肪也有「好」、「壞」之分：一類對健康有益，比如單元不飽和脂肪酸；另一類則是高血脂症的元兇——飽和脂肪酸和反式脂肪酸。營養學家們認為，女性攝取的脂肪中，飽和脂肪酸攝取量應小於總熱量的10％，單元不飽和脂肪酸以10％～15％較適當，而多元不飽和脂肪酸最多不超過10％。然而，大多數人缺乏真正的好脂肪，也就是 ω-3和單元不飽和這兩種脂肪酸，這些脂肪酸存在於魚類（特別是深海魚如鮭魚、鮪魚、鯖魚等）和植物種籽（如亞麻籽、南瓜籽、花生等）中，不過由於大多數的人都未必能藉由食用魚和種籽以獲得足夠的好脂肪酸，那麼，種籽油便是最方便的選擇。

營養專家提醒您！

美國科學家最新研究發現，食用高脂低醣的飲食能否達到減肥效果，取決於身體能不能產生一種特定的物質——一種名為FGF21的分子，能幫助燃燒脂肪。在體內存在FGF21分子的情況下，攝取大量脂肪但不攝取醣類時，身體會調整代謝模式，轉而消耗儲存的脂肪，把脂肪運送到肝臟供分解；相反，則會導致脂肪大量堆積。

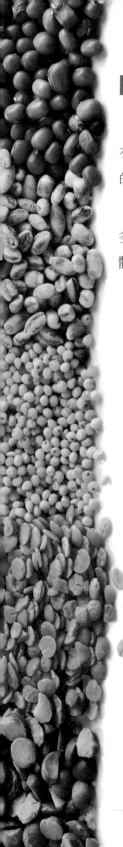

■ 醣類——讓肌膚潤澤緊致的祕密

醣類又稱為碳水化合物，是自然界存在最多、分布最廣的一類重要有機化合物。碳水化合物由碳、氫、氧三種元素組成，由於它所含氫氧的比例為2：1，和水中所含氫氧的比例一樣，故稱為碳水化合物。

食物中的醣類分成兩類：人可以吸收利用的醣類，如單醣、雙醣、多醣等醣類；另一類為人所不能消化的多醣類，如纖維素。兩者都是人體必需的物質。

醣類主要有以下生理功能。

一、提供熱能

人體攝取的醣類在體內經消化變成葡萄糖或其他單醣參加人體代謝時，會產生大量熱能，從而使人體保持溫暖，常常感覺「吃飽了就暖和了」，就是這個道理。

營養專家認為，每個人飲食中醣類攝取量應以占總熱量的50％～60％為宜。

二、構成細胞和組織

每個細胞都有含有碳水化合物，其含量為2％～10％，主要以醣脂質、醣蛋白和蛋白聚醣的形式存在，分布在細胞膜、細胞器膜、細胞質以及細胞間質中。

三、維持腦細胞的正常功能

葡萄糖是維持大腦正常功能的必需營養素，當血糖濃度下降時，腦細胞功能會因缺乏能源而受損，造成功能障礙，並出現頭暈、心悸、出冷汗的現象，甚至還有可能昏迷。

四、保養皮膚

在保養皮膚方面，醣類最重要的功效是「保濕」，因為它有吸收水分的功能。而女性常聽到的保溼成分「玻尿酸」，其實也

屬於酊（醣的大類）的大家族之一。

另外，果酸對皮膚的好處備受肯定，但它的刺激性也讓愛美的女性心生恐懼。最新研究發現，在果酸中加入糖就能降低其刺激性。

五、消脂瘦身

人體內的醣類會參與脂肪的氧化，因為脂肪氧化時，必須依靠醣類供給熱能，當女性攝取醣類不足時，脂肪氧化就不完全，會產生酮體，甚至引起酸中毒。因此，**女性補充足量的醣類對於分解脂肪十分重要**。

不過醣類雖然很重要，但仍不應攝取過量，當攝取的醣類過多，超過身體的需要時，多餘的醣類就會在肝臟中轉化為中性脂肪進入血液循環，血液中的中性脂肪大部分又會轉變為皮下脂肪，儲存在體內，使體重增加，**導致肥胖的發生**而影響體形，而過度的肥胖更會導致各類疾病如高血脂、糖尿病等。

一般說來，人體對醣類沒有特定的飲食要求，主要是從醣類中獲得合理比例的熱量攝取。另外，**每天應至少攝取100～150克的醣類**，以預防酮酸中毒。如果體內缺乏醣類，將導致全身無力、疲乏、血糖含量降低，產生頭暈、心悸、腦功能障礙等，嚴重者會導致低血糖昏迷。

在日常生活中，醣類的主要食物來源有：穀類（如稻米、小麥、玉米、大麥、燕麥、高粱等）、水果（如甘蔗、甜瓜、西瓜、香蕉、葡萄等）、乾果類、乾豆類、根莖蔬菜類（如山藥、芋頭、南瓜、番薯等）等，女性多吃這些食物就能給身體提供足量的醣類，從而為身體提供足夠能量，還能保證肌膚的潤澤緊致。

營養專家提醒您！

在運動前1小時左右，可攝取一些消化吸收速度緩慢的醣類食品，以使自己擁有更充沛的體能去訓練。在提昇肌肉強度的訓練中，也可以攝取20克蛋白質，以及40克能被身體快速消化吸收的醣類食品，如2片白麵包或少量的蔗糖。在提昇肌肉強度的運動結束後，應立即補充40克蛋白質，及80克能被身體快速消化吸收的醣類食品，如2個中等大小的烤馬鈴薯。

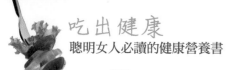
■ 維生素——皮膚的天然化妝品

維生素也稱「維他命」。「維他命」是根據英文Vitamin直接音譯過來的，Vitamin是由波蘭科學家Casimir Funk於1911年命名的，維生素則是根據「Vitamin」的意譯「維持生命的營養素」簡化而來。

儘管維生素不像蛋白質能構成身體和生命活性物質，也不像脂肪和醣類能為人體提供能量，但人體一旦缺了維生素，身體構成和能量供給就會出現異常，甚至中斷。此外，人體對維生素的需要量很小，日需要量常以毫克（mg）或微克（μg）計算，可是一旦缺乏就會引發相應的維生素缺乏症，對人體健康造成損害。

維生素一般分為水溶性和脂溶性兩大類。水溶性維生素是能夠溶於水的維生素，包括維生素C和B群維生素，這類維生素不會在人體內儲存，所以每天都要從食物中攝取；而脂溶性維生素不溶於水，只能溶於脂肪，包括維生素A、維生素D、維生素E、維生素K等，因脂溶性維生素可以儲存在人體內，故一旦攝取過量，就可能造成身體內蓄積過多而產生危害。

眾所周知，維生素對於養顏美容存在著不可取代的功用，各類水果中的維生素，是女性保持美貌的最好營養。下面就與大家一起走近龐大的維生素家族，對它們中的佼佼者進行深入瞭解。

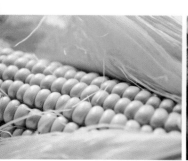
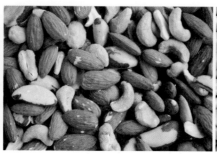
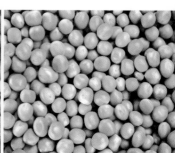

維生素種類	對人體的作用	攝取不足的危害	源自哪些食物
維生素A	具有抗氧化、防衰老和保護心腦血管的作用；還可以保持視力正常，預防夜盲症和乾眼症。	可能導致皮膚乾燥、呼吸道感染，或眼睛乾燥、畏光、多淚、視線模糊等症狀。	動物肝臟、魚肝油、乳製品、蛋、魚子、胡蘿蔔、菠菜、豌豆苗、青椒、番薯等。
維生素C	能夠促進傷口癒合，抵抗疲勞並增強抵抗力。	易導致牙齦紫腫、出血，眼膜、皮膚出血，傷口不易癒合，不能適應外界環境變化，容易感冒等症狀。	新鮮蔬菜如韭菜、菠菜等，新鮮水果如柳丁、奇異果等。
維生素D	可以調節人體內的鈣平衡，促進鈣和磷的吸收代謝，保持骨骼健康。	易導致多汗、兒童軟骨症、成人骨質疏鬆症等。	魚肝油，含油脂的魚類如鮭魚、沙丁魚等，還有全脂牛奶、人造奶油、蛋等。
維生素E	可以抗氧化、延緩衰老、保護心腦血管。	容易出現四肢無力、易出汗、皮膚乾燥、頭髮分叉、痛經等問題。	食用油如小麥胚芽油、玉米胚芽油、花生油、芝麻油，豆類，全穀類等。
維生素K	可以止血、維持正常的凝血功能。	可能影響身體正常的凝血功能，導致鼻出血、尿血、皮膚黏膜瘀血、胃出血等疾病。	綠色蔬菜、動物肝臟、全穀類。
維生素B群	其中的維生素B_1參與神經傳導、能量代謝，可增強人體活力。	長時間消化不良，手腳發麻、多發性神經炎和腳氣病等。	全穀類、堅果、豆類，以及瘦肉和動物內臟。
維生素B_2	參與體內許多代謝和能量生產過程，有保護皮膚黏膜、肌肉和神經系統的功能。	口臭、失眠、頭痛、精神倦怠、皮膚和頭髮出油、頭皮屑增多。	肉、蛋、奶、魚類等。
維生素B_6	可維持免疫功能，防止器官衰老。	肌肉痙攣，外傷不癒合，孕婦出現過度噁心、嘔吐。	動物類食物如牛肉、雞肉、魚肉和動物內臟等，穀類食物如燕麥、小麥、麥芽等，豆類如豌豆、黃豆等，堅果類如花生、胡桃等。
維生素B_{12}	可以預防貧血，提高血液攜氧能力，增強記憶力。	皮膚蒼白、貧血、毛髮稀少、食慾不振、嘔吐、腹瀉。	動物類食物。

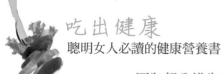

因為部分維生素人體內無法合成，而另有一部分則多半合成量不足，因此必須透過食物或維生素製劑來補充維生素。由於維生素製劑多數是人工合成的，營養成分比較單一，所以絕不可用其來代替蔬菜、水果等富含維生素的食物。

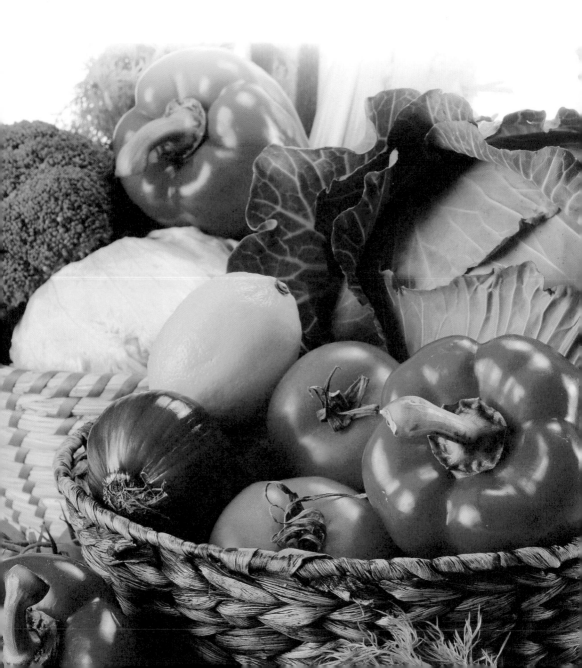

■ 礦物質——邂逅健康與美麗的要素

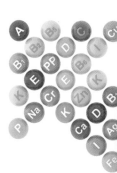

人是大自然進化的產物，在漫長的進化過程中，人體不斷地與環境進行物質交換，因此，人體幾乎含有自然界存在的所有元素，而且在種類和數量上與地球表層的組成基本一致。其中，除碳、氫、氧、氮四種元素主要以蛋白質、脂肪和醣類等有機物形式存在外，其他各種元素常以無機物形式存在，統稱礦物質，又叫無機鹽。

雖然礦物質在人體內的總量不及體重的5％，也不能提供能量，可是它們在人體組織的生理功能中具有重要的功用。人體內的礦物質大致可分為常量元素和微量元素兩大類，醫學界將其中占人體重量0.01％以上、每人每日需求量在100毫克以上的元素稱為常量元素或巨量元素，有鈣、磷、鎂、鉀、鈉、氯、硫等7種；將人體中含量占體重萬分之一以下（小於0.01％）的元素稱微量元素，含量小於體重十億分之一的元素稱為超微量元素，統稱微量元素。

礦物質除了在人體健康上扮演重要角色外，更是女性美容不可或缺的要素——礦物質是膜細胞調節所必需的天然鎮靜劑，可促使皮膚代謝正常，只要皮膚代謝循環良好，皮膚便會呈現自然的光澤並富有彈性及韌性；身體若缺乏這些礦物質，將缺少SOD酵素成分，導致人體無法發揮抗老化、抗氧化的功能，造成肌膚沒有免疫力，引起提早老化、過敏的現象。

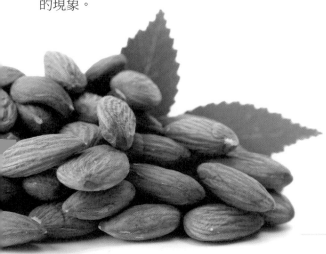

礦物質種類	對人體的作用	攝取不足的危害	源自哪些食物
鎂	是構成人體內多種酶的重要物質。	精神疲憊、面黃肌瘦、皮膚粗糙，甚至情緒不穩定，臉部、四肢肌肉顫抖。	無花果、香蕉、杏仁、冬瓜、玉米、番薯、黃瓜、珍珠粉、蘑菇、柿子、黃豆、紫菜、橘子等。
鋅	促進人體發育生長，維持正常食慾，增強免疫力，促進傷口癒合。	食慾減退、免疫功能下降、眼睛呆滯無神、皮膚粗糙易感染、貧血、視力下降、毛髮枯燥、痤瘡、粉刺，甚至引起肝脾腫大，從而導致發育緩慢。	牡蠣、魚類、動物內臟、肉類、蛋等。
鐵	達到造血功能、在血液中運輸氧和營養物質的作用，能維護皮膚的彈性，減少皺紋，增加皮膚天然血色、飽滿紅潤。	導致缺鐵性貧血，使女性的臉色萎黃，皮膚也失去光澤。	動物血、動物內臟、芝麻醬、黑木耳、蘑菇、海藻類、豆製品、海蝦、海參、烏魚、菠菜、黃豆等。
銅	能使皮膚細嫩、頭髮黑亮。	新陳代謝紊亂和貧血，頭髮生長停滯、褪色、白髮，皮膚乾燥粗糙，臉色蒼白，免疫力下降。	動物內臟、蝦、蟹、貝類、瘦肉、乳類、黃豆及堅果類等。
碘	構成甲狀腺素，調節人體能量代謝，促進生長發育，維持正常的神經活動和生殖功能；維護人體皮膚及頭髮的光澤和彈性。	甲狀腺代償性肥大，智力及體格發育障礙，皮膚多皺及失去光澤。	海帶、海參、海魚、紫菜、海蜇、蝦米、蛤等海產品。
硒	提高皮膚的免疫能力，使頭髮富有光澤和彈性，使眼睛明亮有神。	心臟病、神經機能不全、記憶力障礙和肝功能易受損害等疾患。	小麥、小麥胚粉、小米、玉米、番薯、西瓜、魚類、蛋類、豆莢類等。
鉻	對核蛋白代謝有一定作用；能抑制脂肪酸和膽固醇的合成，影響脂肪和醣類的代謝；能促進胰島素的分泌，降低血糖，改善葡萄糖耐受性。	皮膚乾燥無光澤、皺紋增加，頭髮失去光澤和彈性。老年女性缺鉻易患糖尿病和動脈硬化。女性妊娠期缺鉻可引起妊娠期糖尿病。	穀類、豆類、瘦肉類、酵母、啤酒、乳酪、動物內臟、紅糖、葡萄等。

礦物質種類	對人體的作用	攝取不足的危害	源自哪些食物
鈣	負責維持神經傳導、肌肉收縮、血液凝固、心臟跳動、細胞膜訊號傳遞等生理功能。	甲狀旁腺功能亢進、骨質疏鬆、食慾不振、情感淡漠、心律不整、記憶衰退、手腳麻木、肌肉痙攣、多汗多尿、易疲勞、抽搐、皮膚搔癢等。	蝦皮、牛奶、芝麻醬、乳類、豆類及其製品、黃魚、魚骨、動物骨、黑芝麻、扁豆、豌豆、毛豆、雪裡紅、油菜等。
磷	構成骨骼及牙齒的主要成分之一，參與人體內細胞核蛋白的構成，參與體內蛋白質、脂肪及醣類的代謝反應。	佝僂病、骨骼鈣化等。	黃豆、黑豆、紅豆、蠶豆、花生、芝麻、核桃、雞蛋黃、雞肉、瘦豬肉、瘦羊肉、螃蟹、稻米、小米、高粱等。

在人體的新陳代謝過程中，每天都有一定數量的礦物質透過糞便、尿液、汗液、頭髮等途徑排出體外，因此必須透過飲食予以補充。但是由於某些微量元素在體內的生理作用劑量與中毒劑量極其接近，因此過量攝取不但無益反而有害。

營養專家提醒您！

在運動大量出汗後，不能單純地只補充水分，還應該補充礦物質，可以適量地喝一些含礦物質的飲料，也就是運動飲料或鹽水。因為汗液的主要成分除了水，還有鈉、鉀、氯、鎂、鈣、磷等礦物質，當大量出汗時，體內的礦物質也會隨汗水大量流失，以致對視、聽覺刺激明顯過敏，身體抗體的調節能力也隨之降低，此時如果只補充水分，會越喝越渴，不但達不到補水的目的，甚至會導致體溫升高，小腿肌肉痙攣，昏迷等「水中毒」症狀的發生。

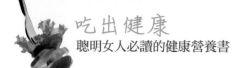
■ 膳食纖維——排毒養顏就靠它

從外界攝取的食物、空氣和水，經過新陳代謝及生命活動會有一些未被排出體外並淤積在體內的廢物，這些體內垃圾也就是人們通常說的毒素，分布在人體的所有器官中，包括血液、淋巴、皮膚乃至每個細胞中都存在垃圾。

毒素在體內堆積會引發各種疾病，皮膚也會變得暗淡無光、多斑多痘，於是女性想盡辦法為身體排毒，比如泡三溫暖刺激身體出汗、吃瀉藥腹瀉清腸，還有很多愛美女性喜歡塗抹各類美容排毒產品。但其實這些「外養」排毒的功效都沒有「內調」好，也就是說只有從飲食入手，注重膳食纖維的充分攝取，將內分泌、腸胃調理好，皮膚才會有自然光采。

膳食纖維，是指不被人體腸道內消化酶消化吸收，但能被大腸內某些微生物發酵和利用的一類，如非澱粉多醣類及木質素等。膳食纖維主要由纖維素、半纖維素、果膠、木質素、抗性澱粉等組成。膳食纖維主要分為水溶性纖維和非水溶性纖維兩大類，前者多見於水果、燕麥和豆類中，而後者多見於蔬菜和穀物中。

膳食纖維雖然不能被人體吸收，但具有良好的清理腸道的作用，被人們稱為「腸道清道夫」。

對於女性來說，膳食纖維是肌膚天然的保養品。人體有兩個排泄通道：腸道和皮膚汗腺。每天攝取的食物，除了有用物質被吸收分解以外，體內還會產生大量垃圾和毒素需要透過這兩個通道排出體外。如果腸道不通暢，就會增加皮膚汗腺的負擔，皮膚就會變得粗糙、長黃褐斑、長痘痘、無光澤；而膳食纖維能夠幫助腸道順利將毒素排出體外，皮膚的負擔就會相對減輕，皮膚自然就會細嫩、光滑、純淨、白皙、有光澤。

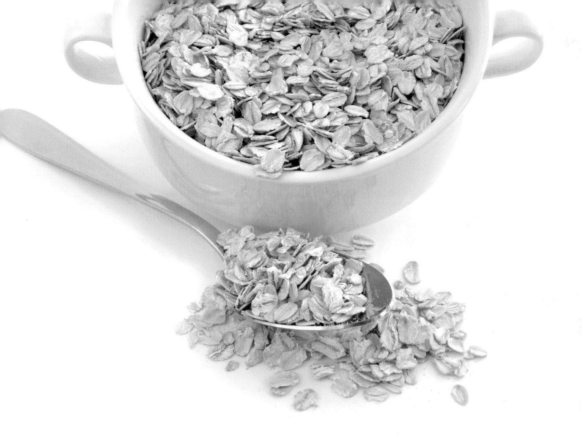

膳食纖維對於皮膚的養護作用，主要體現在以下幾個方面。

一、促進腸道運動，預防早衰

人體內的大腸桿菌會分解食物中的某些成分造成腸原性毒素，並使其進入血液，破壞組織器官功能，是女性身體衰老的一項重要原因，因此這些腸原性毒素被稱為女性保持青春的大敵。而膳食纖維具有很強的保水性，其吸水率為無水物的3～8倍，有的甚至高達10倍；它吸水後會使腸內容物體積增大，使糞便變鬆變軟，通過腸道時會更快更省力；此外，它作為腸內異物能刺激腸黏膜，促進腸道的收縮和蠕動，有通便效果，最終使體內毒素及時排出，有效預防女性早衰。

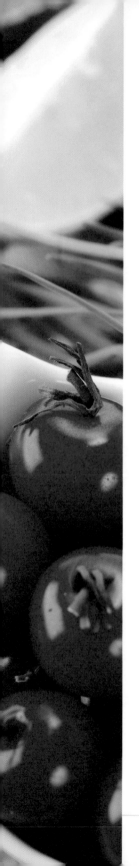

二、預防部分皮膚病的發生

其次，膳食纖維能與腸腔內的膽汁相結合，促使膽汁酸排泄，從而加速血脂、血膽固醇在肝臟中的降解，使血漿中的血脂和膽固醇濃度降低，從而預防脂漏性皮炎、眼瞼黃瘤以及脂質沉著等損容性皮膚病的發生。

三、維持心血管系統的功能

如果體內血壓過高，動脈血管發生粥樣硬化，那麼體表的微血管功能也會發生障礙，使皮膚血氧供應不足而發生皮膚老化現象，皮膚變得乾燥、粗糙、無光澤；患有糖尿病的女性不僅皮膚會乾燥、搔癢，還可能會出現過度色素沉澱或萎縮性疤痕，而膳食纖維能吸附女性腸道內的膽汁酸，並將其帶出體外，從而降低血中膽固醇濃度，有利於維持心血管系統的功能，使血管富有彈性，保障皮膚營養的正常供應，使皮膚保持健美。

四、平衡女性荷爾蒙

膳食纖維在平衡女性荷爾蒙中發揮著很重要的功用。穀物和蔬菜中含有的纖維可以降低女性荷爾蒙濃度，防止膽汁中的女性荷爾蒙再次流入血液，也就是說，「舊的」女性荷爾蒙不會再次回到血液，從而防止體內女性荷爾蒙過量。有研究表明，以素食（纖維含量高）為主的女性所排出的「舊」女性荷爾蒙，比以肉食為主的女性多3倍；而且以肉食為主的女性由於自身體內纖維的不足，往往會重新吸收更多的女性荷爾蒙，從而破壞身體健康。現代研究指出，乳腺癌、纖維瘤、子宮內膜異位等很多疾病的產生都和體內女性荷爾蒙過量有關。

膳食纖維的主要來源是水果和蔬菜，世界糧農組織要求每人每天攝取膳食纖維最低量是27克，國人每日建議攝取量為25克。但是，國衛院的調查發現，目前國內女性的平均每天膳食纖維攝取量僅達建議量的一半，嚴重不足。

因此，絕大多數人每天都應該注意補充膳食纖維，比如，多吃糙米能幫助清潔大腸淤積物，它被稱為腸道「清潔工」，當其通過腸道時會吸收許多殘留毒物，最後將其帶出體外。另外，大部分水果也都具有加速毒素排出、促進細胞生成的作用，是排毒養顏的理想食物；而蔬菜中的苦瓜能增加免疫細胞的活性，清除體內有害物質，黃瓜也具有明顯的清熱解毒作用。

如果不能從三餐中攝取足夠的膳食纖維，應從水溶性膳食纖維中補充。

營養專家提醒您！

有醫學研究證實，多吃富含纖維的食品的確可以降低罹患腸癌危險，同時還能減少罹患心臟病、糖尿病、脂肪肝等疾病的危險。不過，並沒有可靠證據證明，女性吃提取出來的纖維保健品會擁有同樣的好處；更有研究指出：吃麥麩提取物預防腸癌的效果並不好。因此，女性不要依賴纖維保健品，而應多吃富含膳食纖維的全穀雜糧、豆類、薯類和蔬菜等天然食物，這才是明智的做法。

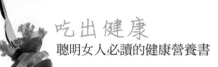

■ 水——滋養稚嫩肌膚的美麗甘露

水是人體重要的組成部分，約占一個健康成年女性體重的50％～60％。人體的所有組織都含有水，如血液的含水量為90％，肌肉的含水量為70％，就連堅硬的骨骼中也含有22％的水分。

水還具有重要的生理功能：水在細胞內構成介質，人體內所有的生化反應都依賴於水的存在；水將營養成分運輸到組織，將代謝產物轉移到血液進行再分配以及將代謝廢物透過尿液排出體外；水是體溫調節系統的主要部分，體內能量代謝的熱，通過體液傳到皮膚，再經蒸發或出汗來調節體溫，保持體溫的恆定；水能潤滑組織和關節，保證人體的正常活動。

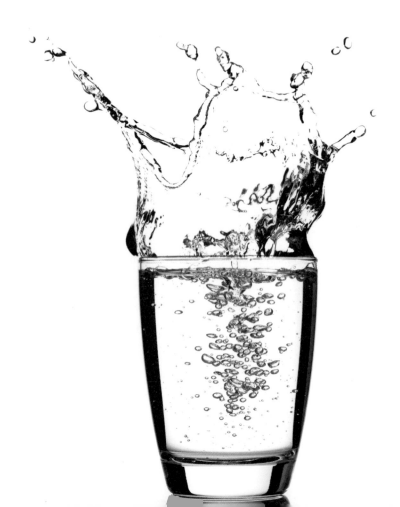

從美容方面來說，水號稱是「美容的甘露」。很多美容、護膚專家以至化妝師都極力推崇水的美容效果，都說「水是使皮膚健康的萬靈丹」，影視界的女明星們更是極力宣揚「水是令肌膚美麗的唯一途徑」。

　　醫學研究也證實，水確實對女性的皮膚大有助益。

一、水占人體組成的50～70％

　　人體50％～70％的組成部分是水，體內有充足的水分，才能使皮膚豐腴、潤滑、柔軟、富有彈性和光澤。

二、調節荷爾蒙分泌

　　水有助於調節人體內的荷爾蒙分泌，使其保持正常狀態，比如當女性由於精神壓力大，臉部出現暗瘡時，水有助於調節並減少暗瘡的發生率。

三、刺激血液循環

　　當身體水分不足時黑眼圈看起來會更明顯，而水則可以刺激血液循環，使皮膚細胞充滿水分，減輕黑眼圈的症狀。

四、保持肌膚潤澤

　　當皮膚乾燥時，表皮會呈乾裂鱗片狀，既不舒服又不美觀，而只有補充水分才可令肌膚保持潤澤。

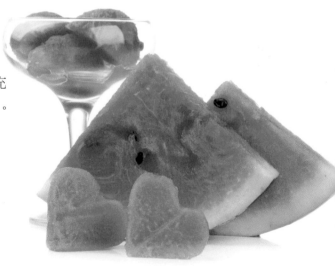

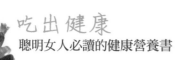

女性要想獲得光滑細緻、人人豔羨的好膚質，最好的辦法就是最大限度地運用水的功效——平日多喝水來保持身體功能運行正常，並注意配合使用優質保養品補水，使肌膚達到盡善盡美的狀態。

一般健康成年人每日建議之水分攝取量約2000～3000毫升（30～35毫升／公斤體重），女性體重一般比男性輕，因此也要注意不要過量飲水，否則反會造成水腫情形。

體內的水有三個來源：飲水約占50％，食物中含的水約占40％，體內代謝產生的水約占10％。我們每天平均可從食物中獲得約1000毫升水，體內蛋白質、醣類和脂肪代謝可供給300毫升水，此外的水分則必須以液態食物和白開水、飲料來補充，這樣才能保證體內水的平衡。

水對人體雖有很多好處，但仍應掌握好飲水的量。飲水不足，會使體內廢物代謝不出去，影響身體健康；飲水過量，又會加重腎臟負擔。飲水應少量多次，每次200毫升左右，不要等到感覺口渴了才喝水。一般來說，在早晨起床後應空腹喝一杯溫開水，這樣可清潔胃腸，對腎臟也有好處；在早上9：00～10：00的時候，女性要喝一杯水，在中午飯前半小時也要喝一杯水，有助於潤腸；下午時間較長，女性可以在13：00～14：00的時候喝一杯水，在15：00～16：00的時候喝一杯水，然後在晚飯前半小時再喝一杯水；到了晚上，女性可以在19：00～20：00時喝一杯水，睡前半小時再喝一杯水，加起來是8杯水。需要注意的是，女性在飯後和睡前不宜多喝水，以免導致胃液稀釋、夜尿增多，並可能誘發眼瞼水腫和眼袋。

女性喝水最好喝冷開水，冷開水被衛生保健專家譽為「復活神水」，因為冷開水不含熱量，

營養專家提醒您！

在水中加入茶葉飲用，能加快體液循環，及時清除皮膚排泄物，使皮膚清潔濕潤。因為茶葉中含有多種對人體有益的成分，如茶多酚具有收斂、解毒、殺菌、生津的作用，還具有很強的抗自由基作用，可延緩人體衰老；單寧酸可以緩解皮膚乾燥。茶葉還可抗輻射，抑制皮膚色素沉澱，減少過敏反應的發生。

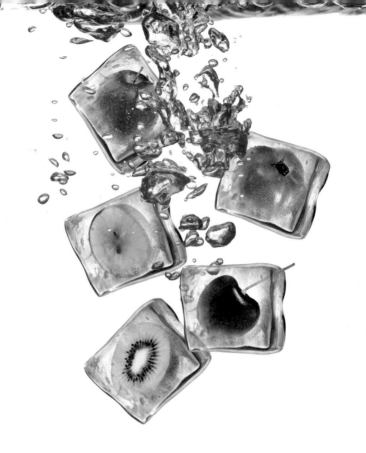

能夠被人體直接吸收。美國醫學家研究也證實：煮沸後開水自然冷卻到20℃～25℃時，溶解在其中的氯氣和別的氣體比一般自來水減少一半，但對人體有益的礦物質並未減少。冷開水的表面張力、密度、黏滯度和導電性等理化特性與體內水分極為相似，具有特殊的生物活性，易透過細胞膜，可促進新陳代謝，增加血液中血紅蛋白的含量，改善免疫機能，因此，經常喝冷開水的女性身體充滿活力而不易疲勞。而且，冷開水透過皮膚吸收滲透，能夠進入皮膚和皮下組織脂肪，使皮下脂肪呈「半液態」，皮膚也就顯得柔嫩而有彈性，臉部皮膚的皺紋也就容易消失或減少。

　　此外，女性補水除了多喝水外，還應注意多吃含水分多的蔬菜和水果，注意保持室內適宜的濕度，這樣才能真正保證肌膚時刻擁有足夠的水分，對皮膚保養有益。

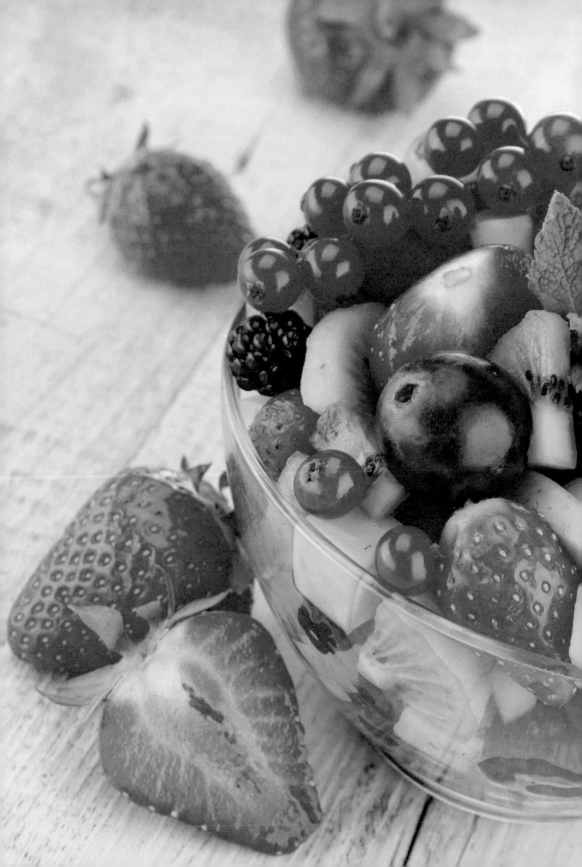

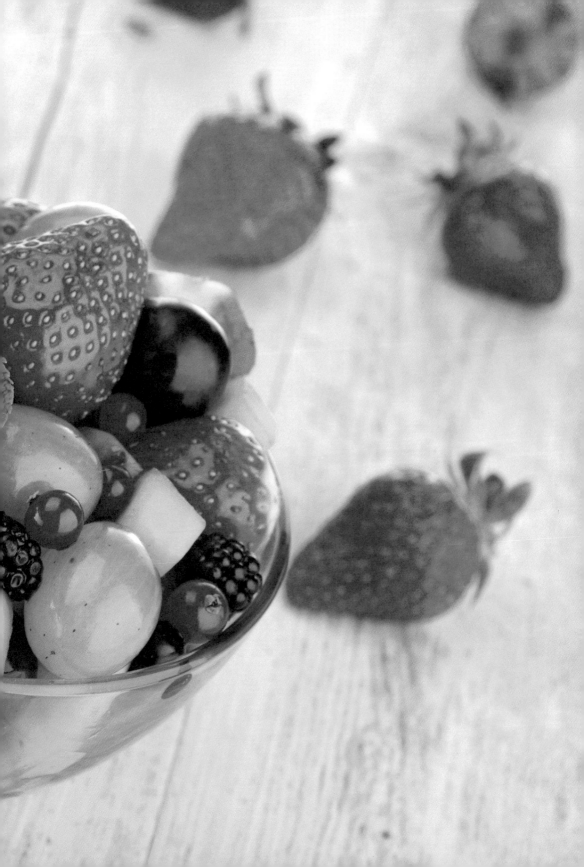

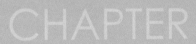

CHAPTER 2

最佳的美容精華
就在
一日三餐中

■ 早餐吃得像女王，有效減緩衰老步伐

　　或許是因為早上貪睡，或許是為了節食減肥，許多女性經常不吃早餐就匆匆上班。不過科學研究發現，不吃早餐的行為，就和吸菸、酗酒、通宵賭博等惡習一樣，會嚴重影響女性的美貌，不但會加速衰老，還會引發各種疾病；因為人體經過一夜的睡眠，前一天所攝取的營養基本上已消耗殆盡，只有起床後及時補充營養，才能滿足身體正常運轉的需求。

　　不吃早餐會有哪些危害呢？

一、容易發胖

　　　　一些女性怕發胖，為了減肥就刻意不吃早餐。然而，不吃早餐就去上班、上課，在經過一上午之後，到了午餐時間，會更加感到飢餓而食慾大開，往往因此攝取了更多的食物，造成總熱量攝取不但沒有減少反而增加，根本無助於減肥。

二、容易變老

　　　　早餐提供的能量和營養素在全天的能量和營養素之攝取中占有重要的地位。如果不吃早餐或早餐的品質不好，人體便會動用體內貯存的肝醣和蛋白質，久而久之，會導致皮膚乾燥、長皺紋和貧血等，加速人體衰老，嚴重時還會造成營養缺乏症。

三、容易便祕

　　　　在三餐定時的情況下，人體會自然產生胃結腸反射現象，有利於

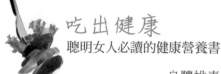

身體排毒；但若養成了不吃早餐的習慣，就可能造成胃結腸反射作用失調，導致便祕，而使得身體排毒不順，如此一來，毒素在體內積累到一定程度時就容易化作痘痘，以這種激進的方式排毒。

四、容易患膽結石

空腹時人體膽汁中膽固醇的濃度特別高，如果有吃早餐，就可以引起膽囊收縮，促使膽固醇隨膽汁排出；但如果不吃早餐，膽汁和膽固醇在膽囊裡停留的時間過長，容易沉澱，長期下來容易形成結石。

五、容易患消化道疾病

不吃早餐，空腹時間過長，胃酸的分泌紊亂，容易對胃黏膜造成傷害，引起消化道疾病，如胃炎、消化不良、胃潰瘍等。對已經患有這些疾病的人來說，不吃早餐會使病情加重。

六、容易患心腦血管疾病

經過一夜的空腹，人體血液中的血小板黏度增加，血液黏稠度增高，血流緩慢，明顯增加了罹患中風和心臟病的風險。如果不吃早餐，緩慢的血流很容易在血管裡形成小血凝塊而阻塞血管，如果阻塞的是冠狀動脈，就會引起心絞痛或心肌梗塞。

既然早餐一定要吃，那麼如何吃才是正確的呢？

吃早餐的時間應該在7：00～8：00之間，因為這時的食慾最是旺盛，而過早或過晚也都不好。早餐吃得過早，由於在睡眠時，消化器官不同於其他大部分器官能獲得充足的休息，而是仍在消化、吸收晚餐留在胃腸道中的食物，直到早上才漸漸進入休息狀態，如果吃得太

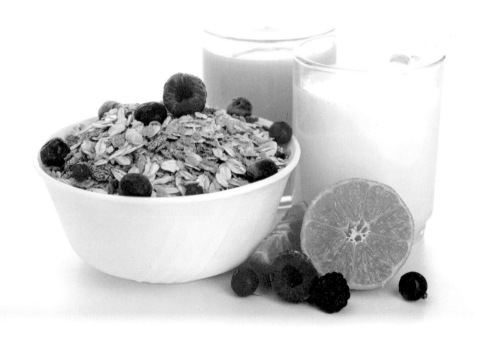

早，勢必會干擾胃腸的休息，使消化系統長期處於疲勞應戰狀態，擾亂腸胃的蠕動節奏；又因為早餐與中餐以間隔4～5小時左右為好，所以早餐也不能吃得太晚。

還有，早餐前應先喝水。經過一夜睡眠，消耗了大量的水分和營養，早上起床後身體正處於一種缺水狀態，因此早上起來不要急著馬上吃早餐，而應該先喝500～800毫升的溫開水，既可補充一夜流失的水分，還可以清理腸道。但不要在吃早餐前喝太過大量的水。

另外，早餐應該「吃好」、「吃少」，要選擇一些熱量比較高的食品，午、晚餐再配合吃些低熱量飲食，這樣既可以滿足白天身體的消耗，脂肪也不易囤積。

根據營養均衡的原則，早餐中應該包含全穀類、肉類、乳製品和蔬菜水果等五類食物，早餐營養才充足；如果食用了其中三類，早餐

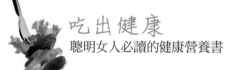
品質還算較好;但如果只選擇了其中的兩類或兩類以下,早餐品質就比較差了。

早晨的女王饗宴

星期一	全麥吐司夾蛋1份,低脂優酪乳200毫升,聖女番茄23個。
星期二	豆漿260毫升,雜糧饅頭(中)1個,蘋果1個。
星期三	香菇肉末粥(中)1碗,綜合水果1碗。
星期四	總匯三明治1份,低脂牛奶240毫升,葡萄13個。
星期五	排骨山藥薏仁芡實粥(中)1碗,奇異果1顆。
星期六	蔬菜蛋餅1份,豆漿260毫升,香蕉1根。
星期天	綜合蔬果汁1杯,素包子1個,茶葉蛋1個。

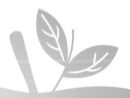

營養專家提醒您!

早晨人體的脾臟困頓呆滯,常使女性胃口不好、食慾不佳,因此早餐不宜進食油膩、煎炸、乾硬以及刺激性大的食物,否則易導致消化不良;應該吃些容易消化的溫熱、柔和的食物,如牛奶、豆漿、麵條、餛飩等,最好能吃點粥,可以在粥中加些蓮子、紅棗、山藥、桂圓、薏仁等保健食品。

此外,早餐不宜吃得過飽,因為飲食過量會超過胃腸的消化能力,食物便不能被消化吸收,久而久之,會使消化功能下降,胃腸功能發生障礙而引起胃腸疾病。

■ 午餐吃跟像公主，保持全天青春活力

許多職業女性因為工作繁忙，加上公司規定的午休時間太短，因此總是匆匆忙忙地解決午餐，無暇顧及午餐的營養搭配。殊不知，午餐在一天中具有「承上啟下」的作用，既要補償早餐後至午餐前約4～5個小時的能量消耗，又要為下午3～4個小時的工作做好必要的營養儲備。如果午餐不吃飽吃好，女性往往在下午3～5點的時候就會出現明顯的低血糖反應，症狀為頭暈、嗜睡，甚至心慌、出虛汗等，嚴重的還會導致昏迷。

和早餐要「吃好」、「吃少」不同，午餐應該是三餐中最豐盛的一餐，午餐熱量應占每天所需總熱能的**40％**。

午餐的主食根據三餐食量配比，應在150～200克之間，可在米飯、麵製品（饅頭、麵條等）中任意選擇；午餐的副食一般在240～360克之間，選擇很廣泛，可從肉、蛋、奶、禽類、豆製品類、海產類、蔬菜類等中，按照科學配餐的原則搭配食用——50～100克的肉禽蛋類，50克豆製品，再配上200～250克蔬菜——炒菜是很棒的副餐選擇，耐饑餓又能產生高熱能，可使體內血糖維持在高水平，從而使人們保持活力，能夠進行下午的活動。

但應該注意的是，午餐雖要吃飽，但不等於暴飲暴食，一般以八九分飽為宜。

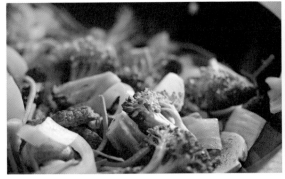
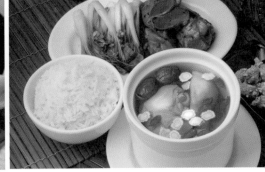

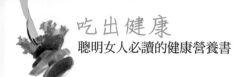
午間的公主套餐

星期一	十穀飯，烤棒棒腿，涼拌茄子，清炒空心菜。
星期二	糙米飯，清蒸鯛魚片，蠔油拌三菇，清炒綠花椰菜。
星期三	地瓜飯，香煎里肌排，沙拉鮮筍，三色炒高麗菜苗。
星期四	燕麥飯，蔥油雞，百合綠蘆筍，番茄蝦仁。
星期五	薏仁飯，烤鯖魚，紅黃甜椒豆干片，清炒小白菜。

當然，我們不可能每週都吃一樣的東西，久了總是會膩，因此以下羅列出「六大最佳午餐食品」，以方便大家自行搭配。

一、抗衰老、抗癌食品——綠花椰菜

綠花椰菜富含抗氧化物維生素C及胡蘿蔔素。科學研究證明十字花科的蔬菜是最好的抗衰老和抗癌食物。

二、最佳的蛋白來源——魚肉

魚肉可提供大量的優質蛋白，並且消化吸收率極高，是優質蛋白的最佳選擇。同時，魚肉中的膽固醇含量較低，在攝取優質蛋白時不會帶入更多的膽固醇。

三、降脂食品——洋蔥

洋蔥可清血，有助於降低膽固醇。

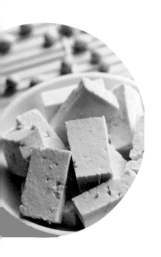

四、抗氧化食品——豆腐

豆腐是良好的蛋白質來源。豆類食品含有一種被稱為異黃酮的化學物質，它是一種有效的抗氧化劑，可減緩衰老。

五、保持活力食品——高麗菜

高麗菜維生素C含量很豐富，同時纖維能促進腸胃蠕動，讓消

化系統保持年輕活力。

六、養顏美容食品——新鮮蔬果

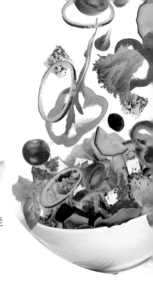

新鮮蔬果中含有豐富的胡蘿蔔素、維生素C和維生素
E。胡蘿蔔素是抗衰老的最佳元素，能保持人體組織
或器官外層組織的健康；維生素C和維生素E則可延緩
細胞因氧化所產生的老化。此外，這些富含纖維的新鮮
蔬果還能促進直腸健康，幫助排毒。

至於在午餐的搭配上，除了有「六大最佳午餐食品」可供參考
外，相對的，也有「五不主義」必須要小心提防，避免犯下一些常見
的錯誤。

一、不能只吃水果

有些上班族女性為了讓自己苗條一些，中午就用水果代替正
餐，殊不知，大部分水果的鐵、鈣含量都較少，如果長期以水
果當正餐，營養就會不均衡，還易患貧血等疾病。所以，奉勸
這些拿水果當午餐的上班族，一定要改掉這個不良習慣，以免
影響自己的健康。

二、不能吃得過快、過飽

午飯吃得過快，不但不利於身體對食物營養的消化吸收，還會
增加胃腸道的負擔；如果進餐速度過快，還將延長胃腸道對食
物營養的消化吸收過程，從而影響下午腦力、體力與工作能力
的正常發揮。同樣，如果吃得過飽，也會增加胃腸的負擔，不
利於工作，也不利於健康。

三、不能吃得太辣

適量吃辣椒能開胃，有利於消化吸收，但不能吃過量，否則容
易令食道發熱，破壞味蕾細胞，導致味覺喪失。另外，辣椒尤

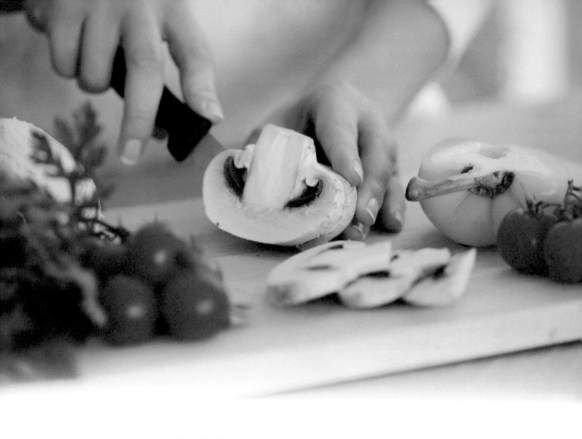

其不適合患胃潰瘍的人。

四、不要喝酒

酒對大腦有強烈的麻痺作用，女性在中午飲酒會降低下午的工作效率，而無法完成工作任務就必須加班，這勢必會造成身體的疲勞，對第二天的工作效率又會產生影響，久而久之就會形成惡性循環。

五、不能只吃麵食

有些上班族女性習慣中午只吃麵，但如果中午僅吃一碗麵，其中蛋白質、脂肪、纖維等營養素的攝取量是不夠的，至於礦物質、維生素等營養素更是缺乏，因此需留意補充蔬菜、水果等，以均衡營養。

營養專家提醒您！

午餐想保持營養的均衡，就得做到：選擇不同種類、不同顏色的蔬菜；**食物要新鮮**，因為新鮮食物的營養價值最高；多吃全穀類食品，避免吸收過多飽和脂肪酸；儘量少吃鹽。如果長時間堅持吃這樣營養均衡的午餐，不僅罹患疾病的機率會降低，而且還有可能**延長15年壽命**。

■ 晚餐吃得像女僕，清簡舒服不發胖

有句俗語說：「早餐吃飽，午餐吃好，晚餐吃少。」這是很有道理的，對身體也是很有好處的。不過，因為工作和生活節奏等原因，現在很多人卻是倒了過來，變成「早餐吃得少，午餐吃不好，晚餐酒菜飽」，而這對人的健康是很不利的。所以我們說「晚餐吃得像女僕」，意思是吃得簡單一點，不要大魚大肉，熬點粥，做點清淡的蔬菜，吃到七八分飽就可以了。這樣不僅身體舒服，也不容易發胖。

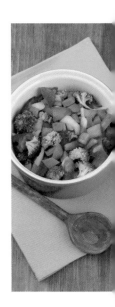

晚餐要想吃得健康，就一定要遵守以下幾點原則。

一、18：00左右最合適吃晚餐

人體的排鈣高峰期通常在用餐後4～5小時，若晚餐過晚，當排鈣高峰期到來時，已上床入睡，尿液便滯留在輸尿管、膀胱、尿道等尿路中，不能及時排出體外，致使尿中鈣不斷增加，容易沉積下來形成結晶體，久而久之，就會逐漸擴大形成結石。所以，在下午18：00左右吃晚餐最合適。

二、晚餐以素食為佳

晚餐吃的食物一定要偏素，最好以富含碳水化合物的食物為主，蛋白質、脂肪則適量即可。由於大多數女性白天忙著上班，只有下班後有時間好好做飯，因此晚餐都準備得比較豐盛，其實這樣對健康頗為不利。科學研究表明：晚餐吃大量的肉、蛋、奶等高蛋白食品，會使尿中的鈣量增加，一方面降低了體內的鈣貯存，另一方面尿中鈣濃度高，罹患尿道結石的可能性就會大大提高。

另外，攝取蛋白質過多，人體吸收不了就會滯留於腸道中，久了變質，便會產生氨、硫化氫等毒素，刺激腸壁，誘發癌症；而脂肪吃得太多，則會使血脂升高。

至於碳水化合物中的醣類，可在人體內生成更多的血清素，發

揮鎮靜安神作用，對失眠者尤為有益。

三、晚餐不要常吃甜食

女性在晚餐和晚餐後都不該經常吃甜食。國外科學家曾對白糖攝取進行研究，發現雖然攝取白糖的量相同，但若攝取的時間不同，也會產生不同的結果，這是因為肝臟、脂肪組織與肌肉等的白糖代謝活性在一天的不同階段中會有不同的改變。攝取白糖後立即運動，可抑制血液中中性脂肪濃度升高；而攝取白糖後立刻休息，結果則相反，久而久之會令女性發胖。

四、晚餐要吃得少

與早餐、中餐相比，晚餐宜少量，尤其在晚間沒有其他活動或進食時間較晚的情況下更應如此。

晚餐吃得過多，就可能引起膽固醇升高，刺激肝臟製造更多的低密度與極低密度脂蛋白，誘發動脈硬化；還有，長期晚餐過飽，反覆刺激胰島素大量分泌，往往會造成胰島素 β 細胞提前衰竭，從而埋下患糖尿病的禍根；最後，晚餐過飽還會使胃鼓脹，對周圍器官造成壓迫，胃、腸、肝、膽、胰等器官在餐後的緊張工作會傳送資訊給大腦，引起大腦活躍，並擴散到大腦皮層其他部位，誘發失眠。

那麼，晚餐應該要如何吃才是最好的呢？營養專家提供了以下幾點建議：

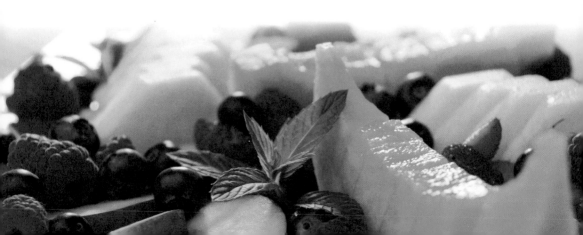

- 每週七天的晚餐內容必須多樣化，每頓晚餐需要兩個素菜、一個葷菜、一個湯和一碗米飯。

- 晚餐攝取的油脂一般不要超過25克。

- 建議喝湯，但不宜喝茶，因為濃茶中含有大量咖啡因。

- 不建議吃得太辣，但青椒可以吃，因為其中有豐富的維生素C和很好的營養成分。

- 晚餐中使用的調味料要少，鹽分也不宜太多，建議多吃自然食物，不追求口感。

傍晚的清雅小品

星期一	蒜泥白肉，絲瓜蛤仔，炒菠菜，竹筍雞湯。
星期二	鹽水雞，番茄豆腐，蠔油芥藍菜，四神湯。
星期三	白灼蝦，西芹炒豆干，清炒高麗菜，味噌海苔湯。
星期四	糖醋小排，涼拌山苦瓜，炒三菇，紫菜蛋花湯。
星期五	滷牛腱，廣式泡菜，干貝芥菜心，山藥排骨湯。

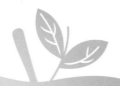

營養專家提醒您！

最新的調查顯示，慢性疲勞往往伴有營養失衡和慢性病史。上班族長期工作勞累過度，營養失衡、缺乏運動、疲勞得不到及時緩解，於是積勞成疾、英年早逝，多由此而來。對此，營養學家建議，長期高強度用腦的人需要補充乙醯膽鹼，增強記憶力。
腦力勞動者的晚餐營養食譜：100克清蒸鯽魚或素燒豆腐，200克涼拌芹菜或菠菜，一個雜糧饅頭，一小碗紫菜湯（不要加蝦米）或一碗紫米粥。

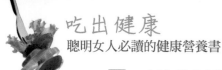

■ 正確的用餐順序

生活中，很多女性對營養學瞭若指掌，對吃非常講究，不健康的食品一樣不沾，甚至能隨口說出一些常用食物的營養成分。然而，這樣就健康了嗎？其實並不盡然，因為健康飲食不僅要知道吃什麼，還要知道怎麼吃；不僅知道怎麼吃，還要知道吃東西的順序。

近年來，營養學家們研究發現，飲食順序對健康的影響不亞於食物本身。飲食順序正確，不好的食物也可能被身體利用；錯誤的進食順序，也可能把公認的健康食品變成垃圾食品，不僅營養無法被人體吸收，還會對身體造成傷害。

許多女性在被問到應該按什麼順序吃才健康時，大多會回答：「先吃飯菜填飽肚子，再喝點湯潤潤，然後吃些甜點和水果補充營養。」其實，這種習以為常的進餐順序卻是不營養的！

從健康的角度來說，正確的進食順序應是：水果→湯→蔬菜→飯→魚肉類。

水果的共同特點是富含多種營養物質，食用後對身體的健康大有益

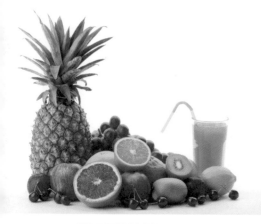

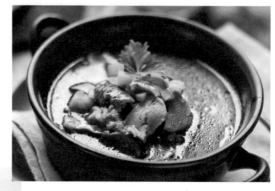

處。水果的主要成分是果糖，其無須通過胃來消化，而是直接進入小腸被吸收；至於米飯、麵食、肉食等含澱粉及蛋白質成分的食物，則需要在胃裡停留一段時間。所以如果進餐時先吃飯、菜，再吃水果，消化慢的澱粉蛋白質就會阻礙消化快的水果，影響水果中營養成分的消化、吸收和利用。

另有部分研究指出，含單寧酸成分多的水果，如柿子、石榴、檸檬、葡萄、楊梅等，不宜與魷魚、龍蝦、藻類等富含蛋白質及礦物質的海鮮一起吃，因為水果中的單寧酸不僅會降低海鮮蛋白質的營養價值，還容易和海產中的鈣、鐵結合成不易消化的物質，這種物質會刺激胃腸，引起噁心、嘔吐、腹痛等。雖然這樣的說法仍未被證實，但仍建議不妨在食用了魚蝦等海鮮後，間隔2～3小時後再享用這些水果。

眾所周知，「**飯前喝湯，勝似藥方**」。吃飯前，先喝幾口湯，等於給消化道加點「潤滑劑」，使食物能順利下嚥，防止乾硬食物刺激消化道黏膜，從而有益於胃腸對食物的消化和吸收，也阻止了體內過多脂肪的滋生和堆積。

若在飯前不喝湯，吃飯時也不進湯水，則飯後會因胃液的大量分泌使體液減少而造成口渴；但如果這時才喝水，就會沖淡胃液，影響食物的吸收和消化。所以，營養學家認為，養成飯前和吃飯中喝點湯水的習

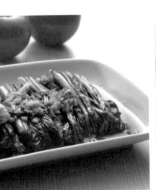
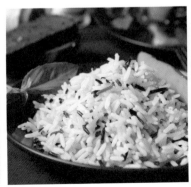
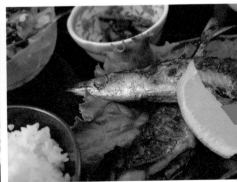

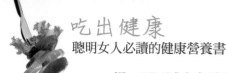
慣，可以減少食道炎、胃炎等的發生。

而有些女性喜歡在飯前喝點甜的飲料，但這類飲料營養價值甚低，如果充塞於胃袋，後面的食量就會顯著減少，容易造成營養不良。

另外，在餐廳用餐時，人們往往喜歡在飯後才喝湯，這是因為吃了大量較鹹的菜餚之後難免感覺乾渴，此時多喝上兩三碗湯，會覺得比較舒服。可是，餐廳中的湯也一樣含有較多的油、鹽，因此仍有促使血壓、血脂上升的風險。

而一般人最常見的飲食習慣，是優先品嚐魚肉類等食物，這往往會把大量的脂肪和蛋白質納入腹中，容易導致肥胖。由於魚肉中的碳水化合物含量微乎其微，因而使得一部分的蛋白質會被作為能量而造成浪費；浪費營養素還不是最嚴重的問題，攝取過多的脂肪才是麻煩！由於優先進食魚肉類食品，在空腹時旺盛的食慾推波助瀾下，進食速度會加快，導致無法控制脂肪和蛋白質的攝取量，最後難免出現肥胖的問題。

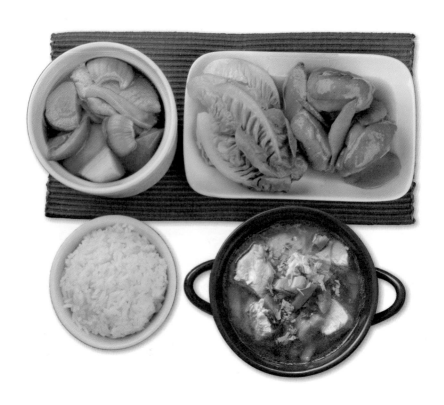

而且，先吃魚肉類食品這樣的錯誤順序，會使得清淡的蔬菜菜餚以及主食容易被忽視，在已經酒足菜飽的情況下，往往只會草草吃上幾口。如此一來，一餐中的能量來源顯然就只能依賴脂肪和蛋白質，膳食纖維也嚴重不足，長期下來，體內脂肪就會堆積得越來越多，身材也越來越胖，還會引發血脂升高等健康問題。

　　從此觀之，唯有遵循「水果→湯→蔬菜→飯→魚肉類」的進食順序，才能避免油脂過量、魚肉類進食過多的問題，減少了肥胖發生的可能，也同時保障了足量膳食纖維的攝取，延緩了主食和脂肪的消化速度，也能避免高血脂、高血糖的麻煩。

　　從食物類別的比例來說，這樣的順序可以控制肉類等動物性食物的攝取量，保障蔬菜和水果的攝取量，提供大量的抗氧化成分，並維持酸性食物和鹼性食物的平衡。營養學會建議，**每天最應多攝取的是蔬菜和主食，而最應少攝取的是動物性食品**，把它們放在最後進食，是健康而合理的。

營養專家提醒您！

很多人喜歡吃自助餐，因為這樣就可以挑自己喜歡的食物大快朵頤一番，不過在滿足了口腹之慾的同時，實在也應該多為自己的健康想想。不可以只吃貴的或是自己喜歡的食物，也要講究一下用餐順序，一般來說，應先吃容易消化的湯、菜、飯；然後才是高蛋白的魚、蝦、雞肉，最好選擇白灼、清蒸等作法比較清淡的食物。

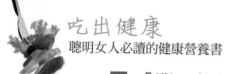
■「鹽」多必失，飲食清淡少皺紋

鹽是飲食中很重要的一部分，吃飯時菜裡如果不放鹽，即使山珍海味也如同嚼蠟。鹽不僅是重要的調味料，也是維持人體正常發育不可缺少的物質，攝取的鹽過少，會造成體內鈉含量過低，引發食慾不振、四肢無力、暈眩等現象，嚴重時還會出現厭食、噁心、嘔吐、心跳加速、脈搏變弱、肌肉痙攣、視力模糊、反射神經衰弱等症狀。

但鹽吃多了也對人體有害。長期食鹽過量，可能會導致高血壓、中風、冠心病等心腦血管疾病。對於女性來說，吃鹽過多還會對皮膚造成危害，法國有俗諺說：「美女生在山上，不生在海邊。」據法國美容師解釋，因為住在海邊的女性平時攝取的鹽量較多，所以皮膚很容易長出皺紋，自然影響美觀；而住在山區的女性較少吃鹽，皮膚往往比較光滑細嫩。

鹽吃多了為什麼容易長皺紋呢？醫學研究認為，食鹽以鈉離子和氯離子的形式存在於人體血液和體液中，它們在保持人體滲透壓、酸鹼平衡和水平衡方面具有非常重要的作用。如果女性吃鹽過多，體內鈉離子增加，就會導致臉部細胞失水，從而造成皮膚老化，時間久了就會使皺紋增多。

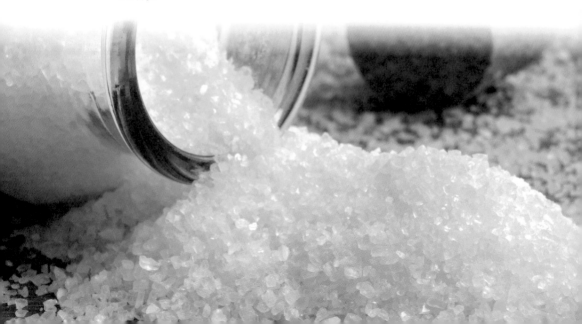

而且，女性吃鹽過多還會導致骨質疏鬆，因為鈉約占鹽主要成分的40％，是導致人體骨質流失的主要物質。一般而言，人體的腎每天會將使用過的鈉隨著尿液排到體外，可是每排泄1000毫克的鈉，大約也會同時耗損26毫克鈣。這個數據看起來似乎沒有什麼大不了的，可是人體需要排掉的鈉越多，鈣的消耗也就越大，最終必會影響維持骨骼健康所必需的鈣質。營養學專家說，鈉通常會使婦女的骨質每年流失約1％，患有高血壓的婦女其骨質流失的速度還會比血壓正常的婦女快許多。根據美國骨質疏鬆基金會的統計，美國約有800萬名婦女患有骨質疏鬆症，每年因骨質疏鬆導致髖骨折裂等病症死亡的人數高達7.2萬人，這多是食鹽過多所致。

世界衛生組織（WHO）建議，每人每日最佳食鹽攝取量不應超過6克，但大多數女性每日鹽的攝取量都大大超過這個標準，因此一定要特別留意鹽的攝取。以下有幾種「限鹽」的方法供大家參考。

◆ 烹調時應儘量少放鹽和含鹽調味料，多用醬油、豆醬、芝麻醬調味，或用蔥、薑、蒜等香料提味。5克醬油、20克豆瓣醬所含的鹽分才相當於1克鹽，而且做出的菜比直接用鹽調味的味道更好。

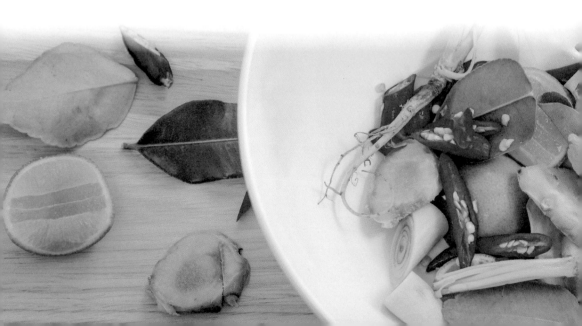

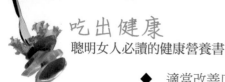
◆ 適當改善口味，用甜、酸、辣味代替鹹味。比如運用砂糖烹製糖醋風味的菜式，或用醋拌涼菜，既能彌補鹹味的不足，還可增進食慾。

◆ 可以利用蔬菜本身的味道，如番茄、洋蔥、香菇等，去和味道清淡的食物一起烹煮以提味（如番茄炒蛋）。

◆ 盡量改變青菜的烹調方法，能生吃的生吃，不能生吃就涼拌，實在不行再炒，這樣既可以減少青菜中水溶性維生素的流失，還可以省油、減少油煙、減少用鹽量。

◆ 炒菜時在呈盤前才放鹽，這樣鹽分就不會滲入菜中，而是均勻散在表面，能減少攝鹽量。也可直接把鹽撒在菜上，舌部味蕾受到強烈刺激，能喚起食慾。

◆ 鮮魚可採用清蒸等少油、少鹽的方法；肉類也可做成蒜泥白肉、麻辣白肉等菜餚，既可改善風味又能減少鹽的攝取。

◆ 喝湯時最好喝清淡一點的湯，不需放鹽，用蘑菇、木耳、海帶等提味、提鮮就足夠了。

◆ 醃製肉品、香腸、燒雞、燻肉等熟食的含鹽量比一般菜餚高1～2倍，吃這些食品時要注意減鹽。

營養專家提醒您！

腎臟病人要注意少吃鹽，因為腎病、腎功能不好的人排尿少，多餘的鹽分排不出去，便會吸收水分來稀釋這些鹽分，結果使人體組織中積水，導致水腫；患肝硬化腹水的人也不能多吃鹽，不然腹水很難消退；鹽會把水分保留在血液中增高血壓，因此高血壓病人也要注意不能吃得太鹹。

不過，鹽的攝取也不是絕對的「宜少不宜多」，有時也要依情況而定。例如酷暑盛夏的季節，因大量出汗，使體內鹽分流失過多，此時就需要隨時補充流失的鹽；如果體內的鹽太少就會引起肌肉痠痛、無力，甚至發生昏迷抽搐的熱痙攣。所以，炎熱的夏季，在出汗較多時，可在飲用水中加入0.2～0.3克的食鹽，以滿足人體的生理需要。

■ 每日蔬菜一斤嚐，健康苗條十分輕

儘管女性一日三餐都會吃蔬菜，也懂得合理搭配蔬菜以獲得更充足的營養，但很少有女性認識到蔬菜的美容功效。

其實，絕大部分蔬菜中都含有日常所需要的五大營養物質，含有豐富的維生素以及膳食纖維，這些物質能夠滋潤皮膚，使皮膚白淨細緻，同時還能夠清除體內蓄積的有毒物質，達到很好的排毒養顏作用。

蔬菜中除含有營養元素外，還含有生物活性物質，例如茄紅素、葉綠素、生物鹼以及多酚等，這些物質可以清除體內垃圾，延緩衰老，對於女性保養肌膚有著很重要的功用。蔬菜還可以為人體提供大量的抗發炎物質，鉀、鎂等礦物元素以及多種抗衰老物質，能幫助女性擁有水嫩的細緻肌膚，並能延緩衰老。

此外，蔬菜所含的熱量超低，500克蔬菜的熱量僅有100～150大卡，因此蔬菜是女性減肥期間可以放心食用的唯一食品。

因此，愛美的女性要想永保美麗，每天一定要食用一些新鮮蔬菜。

女性每天要吃多少蔬菜才算夠呢？衛生署每日飲食指南建議，成年人每天應吃蔬菜3～5碟，約300～500克，最好深色蔬菜約占一半，綠葉菜、茄果類、白菜類、瓜類、根莖類等各類蔬菜最好都要攝取到。

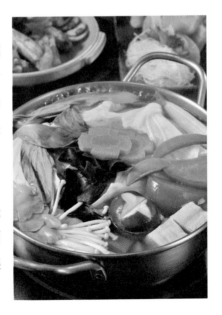

而既然每日吃蔬菜是必要的，相信愛美的女性也一定會想問：是否有哪些蔬菜是對於美容保健特別有幫助的呢？以下羅列幾種具有美容功效的蔬菜給大家參考。

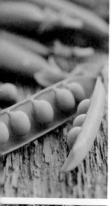

一、豌豆

豌豆含有豐富的維生素A原（胡蘿蔔素），可在體內轉化為維生素A，具有潤澤皮膚的功用。

二、胡蘿蔔

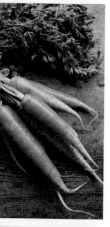

胡蘿蔔中的胡蘿蔔素被人體吸收後，可轉化成維生素A，維生素A能夠維持人體上皮組織的正常機能，使其分泌出醣蛋白，用以保持肌膚濕潤細嫩。胡蘿蔔含有芥籽油，能促進脂肪的新陳代謝，防止過多的脂肪在皮下堆積而發胖，保持體態健美。因此，胡蘿蔔被公認為是「美容菜」。

三、白蘿蔔

白蘿蔔富含維生素C，維生素C為抗氧化劑，能抑制黑色素形成，阻止脂肪氧化，防止脂褐素沉積，可使皮膚白淨細緻。白蘿蔔還可抑制腸道內大腸桿菌分解蛋白質產生有毒的氨類物質（其被吸入血液後會加速人體老化），有養顏益血的作用。

四、蘆筍

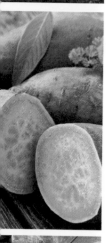

蘆筍富含硒，可抗衰老和防治各種與脂質過度氧化有關的疾病，使皮膚變得白嫩。

五、番薯

番薯含大量黏蛋白、豐富的維生素C、維生素A原以及多種維生素，離氨酸含量也較多，可降低膽固醇，減少皮下脂肪，補虛乏、益氣力、健脾胃、益腎陽，從而有助於護膚美容。

六、豆芽

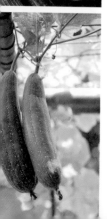

豆芽可以防止雀斑、曬斑，使皮膚變白。

七、絲瓜

絲瓜能潤滑皮膚，防止皮膚產生皺紋。

八、黃瓜

黃瓜含有維生素和游離胺基酸，還有豐富的果酸，能清潔美白肌膚，消除曬傷和雀斑，緩解皮膚過敏，是傳統的美顏聖品。此外，黃瓜中的纖維素能降低膽固醇，其中的丙醇二酸可抑制醣類轉變為脂肪，是女性瘦身的不錯選擇。

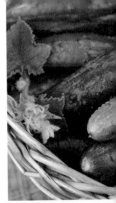

九、冬瓜

冬瓜含礦物質鋅、鎂。鋅可以促進人體生長發育；鎂可以使女性精神飽滿，臉色紅潤。用冬瓜瓤洗臉，可以滋潤皮膚，使皮膚白淨。

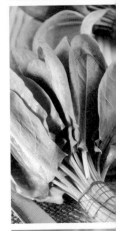

十、菠菜

菠菜含有豐富的鐵質，能強化人體的造血功能，對敏感性肌膚有很好的鎮定及保護作用，尤其在治療青春痘方面療效顯著。

十一、番茄

番茄含有碳水化合物、茄紅素、胡蘿蔔素、維生素B_1、維生素B_2、維生素C（含量相當於西瓜的10倍）等，對於延遲細胞衰老、美化肌膚很有幫助。

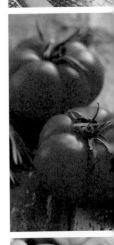

十二、蘑菇

蘑菇含有「駐顏王牌」、促進皮膚新陳代謝和抗衰老的抗氧化物質——硒，它有助於加速血液循環，防止產生皺紋，保持青春容貌。食用蘑菇會使女性荷爾蒙分泌更旺盛，能防老抗衰，使肌膚亮麗。

而為了要完整的攝取到新鮮蔬菜所含有的豐富營養，便需要用正確的方式去處理食材，以免造成營養成分的流失。

一、避免「過度加工」

大白菜、高麗菜外層綠葉維生素C含量比「心部」高出幾倍甚

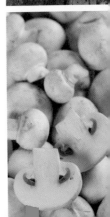

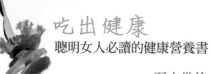

至十幾倍，芹菜葉中的維生素C含量比莖部高出7～15倍。一般女性在烹煮這些食材時，都會將上述部分扔掉，這就大大降低了人體攝取維生素的機會。

二、蔬菜要先洗後切

蔬菜裡含有的多種維生素都能溶解在水裡，為了保存蔬菜中的維生素和礦物質，最好先洗後切。

三、炒菜宜選鋼鍋

有人做過實驗，以鋼、鐵、銅三種鍋子同時間烹調四種蔬菜。用鋼鍋時，其中一種蔬菜維生素損失10％，其他三種蔬菜基本上沒有損失；使用鐵鍋時，其中一種蔬菜維生素C無損失，其他三種蔬菜都損失較多，最多的達40％；使用銅鍋時，四種蔬菜中的維生素C都受到嚴重損失，損失最多的高達80％！

會造成這樣的原因，在於銅和鐵的化學性質活潑，與維生素C接觸以後，能加快氧化進度，使維生素C較多地受到破壞；而鋼鍋的表面有一層牢固細密的氧化膜，化學性質很穩定，維生素就不容易被氧化。

四、大火快炒，蓋緊鍋蓋

炒菜時也有學問，一定要大火快炒並注意蓋緊鍋蓋。加溫時間越長，維生素損失越多。

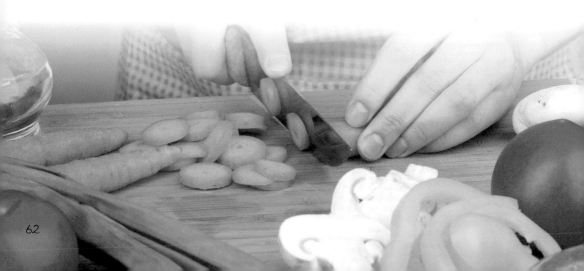

油溫最好控制在200℃以下，即不要等到油冒煙再放菜，要確保蔬菜放到油鍋裡時沒有劇烈的爆炸聲。炒菜時，當油高達200度以上便會產生一種叫作「丙烯醛」的氣體，它是油煙的主要成分，對人體的呼吸系統極為有害；另外，丙烯醛還會使油產生大量致癌的過氧化物。

燒菜時要蓋緊鍋蓋，以防止溶解於水的維生素隨水蒸氣蒸發散失，若蓋住鍋蓋燒菜，蔬菜中維生素B_2只會損失15％～20％；但如不蓋鍋蓋，就要多損失2～3倍。

五、炒好的菜趁熱吃

許多女性喜歡提前把菜炒好，然後在鍋裡溫著，等家人朋友來齊了才一起吃。這會導致蔬菜中的維生素B_1損失25％。

六、吃菜更要喝菜湯

許多女性愛吃青菜，卻會把菜湯倒掉。事實上，炒菜時蔬菜中的部分水溶性營養素會溶解於菜湯中，例如菇類的多醣，所以，如果是在家自行烹調、能夠控制用油的情況下，建議不妨舀些菜湯來配飯食用唷。

營養專家提醒您！

一般蔬菜先用清水至少沖洗3至6遍，然後放入清水中浸泡15～30分鐘，再用清水沖洗一遍，以清除殘留農藥。瓜類、根莖類蔬菜可以用軟毛刷刷洗後，浸泡約1小時，再用清水沖洗一遍。

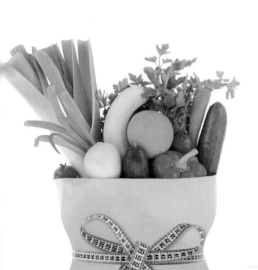

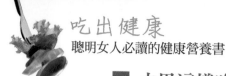

■ 水果這樣吃，讓妳更美麗

許多女性都愛吃水果，因為水果不僅營養豐富，還具有美容的作用。如今越來越多的化妝品品牌也把水果精華融入了保養品內，因為水果中富含的維生素C是對抗肌膚老化、抑制黑色素生成和促進細胞活力的有效武器，而且淡淡的水果香味，通常能讓崇尚天然的女性們心醉神往。

水果具有以下的美容功效。

一、幫助體內酸鹼平衡

水果屬於鹼性食物，能夠中和體內過多的酸性物質，有維持體內酸鹼平衡、調理汗腺的功能，可以減少體內分泌的酸性物質侵蝕皮膚表層，從而使皮膚潔白柔潤、光滑細緻、富有彈性；還能夠延緩皮膚衰老，從而達到美容養顏的目的。

二、熱量低卻有飽足感

水果的成分為水分、醣類、維生素、礦物質和纖維質，其中水分約占80％～90％，含醣量（主要是果糖和葡萄糖）為3％～15％。水果和其他食物比較起來，脂肪的含量相當低，很多女性減肥喜歡吃水果，就是因為水果不會產生太高的熱量，而且還有飽足感。

三、促進人體代謝功能

水果的纖維質為果膠物質，有益排便，

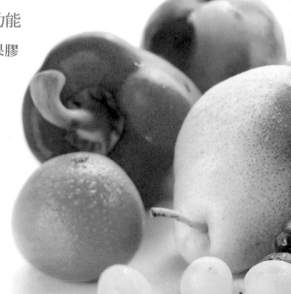

還可以促進身體的代謝功能，因為水果可以增加人體的排泄和代謝，所以對瘦身有幫助。

四、富含豐富的維生素

水果主要供給的營養素是維生素，其中以維生素C和維生素A原最為重要，水果中的維生素C不像烹煮蔬菜時會大量流失，是維生素C的天然補充食品。維生素C能延緩老化，是美容養顏所不可缺少的營養素。

五、調節人體功能

水果還有助於瘦身，維生素C含量豐富的水果能促進身體的代謝，是減肥者可以多吃的水果。芭樂、葡萄、柑橘、葡萄柚、檸檬等富含多種維生素以及鈣、磷、鐵、鉀、鎂、錳等礦物質，能夠調節人體功能，增強細胞活力以及胃腸功能，也能夠為身體的代謝增添活力，所以適量攝取有助於減肥。

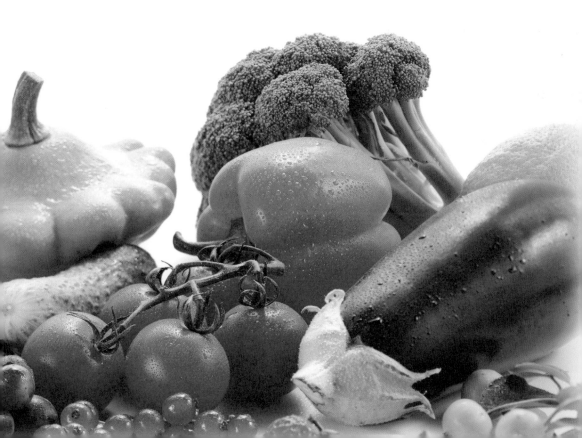

以下推薦幾種美容功效極佳的水果。

一、葡萄

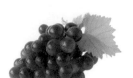

葡萄富含維生素B_1、維生素B_2和維生素C，能很好地補充皮膚水分。如果要用葡萄果汁來做面膜敷臉的話，應該選擇表皮顏色深、味道甜的。

二、蘋果

蘋果含有豐富的有機酸，不僅可促進皮膚的新陳代謝、活化皮膚的細胞，並且能改善肌膚的膚質，達到柔潤肌膚和淨化斑點的效用；蘋果中的果膠可促使腸道加速排毒功效，並降低熱量吸收；蘋果中的鉀可防止腿部水腫。

三、石榴

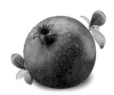

石榴中富含礦物質，並具有兩大抗氧化成分——石榴多酚和花青素，還含有亞麻油酸、維生素C、維生素B_6、維生素E和葉酸。石榴中含有的鈣、鎂、鋅等礦物質，能迅速補充肌膚所失水分，使膚質更為明亮柔潤。

四、檸檬

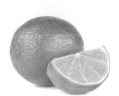

檸檬中的檸檬酸能夠促進熱量代謝，消除疲勞；其中的維生素C可美白肌膚。

五、芒果

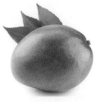

芒果富含維生素A原，能有效地激發肌膚活力，可以使肌膚迅速排出廢棄物、重現光采活力。

六、酪梨

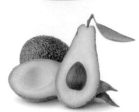

酪梨的果肉富含維生素A原，可改善粗糙的肌膚和乾枯的頭髮，酪梨還含有30％的珍貴植物油脂——油酸，從中提取出來的精華成分對暴露在紫外線下而受損的皮膚有很好的治療和美白作用。

要想使水果發揮應有的美容功效，女性還要注意水果的食用方法。衛生署每日飲食指南建議，成年人每天要吃2～4份，約水果200～400克。

部分營養學家認為，吃水果的最佳時間是在兩餐之間。首先，水果中許多成分均是水溶性的，兩餐之間吃有利於身體必需營養素的吸收；其次，水果是低熱量食物，在兩餐之間吃，既可以補充營養，又不會增加過多熱量；最後，許多水果本身容易被氧化，在空腹的時候吃可縮短它在胃中的停留時間，減少可能對身體造成的不利影響。

如果是在用餐時間進食水果，則最好也依照「水果→湯→蔬菜→飯→魚肉類」的順序食用。

此外，水果最好是上午吃，有句話說得好：「上午的水果是金，中午到下午3點是銀，3點到6點是銅，6點之後的則是鉛。」這是由於人體經一夜的睡眠，腸胃的功能尚在啟動中，消化功能不強，卻又需補充足夠的各式營養素，所以在上午吃水果可以攝取上午活動時所需的營養素，又可幫助消化吸收，有利排便。而且水果的酸甜滋味，可以讓人感覺神清氣爽，有助一日的好心情。

營養專家提醒您！

吃水果時不應忽視果皮，因為具有抗癌及抗氧化作用的類黃酮大量存在於水果的果皮中。另外，水果中營養素含量最高、味道最好的部分也恰好在表皮附近，只要將水果澈底洗淨，帶皮食用是比較營養的。

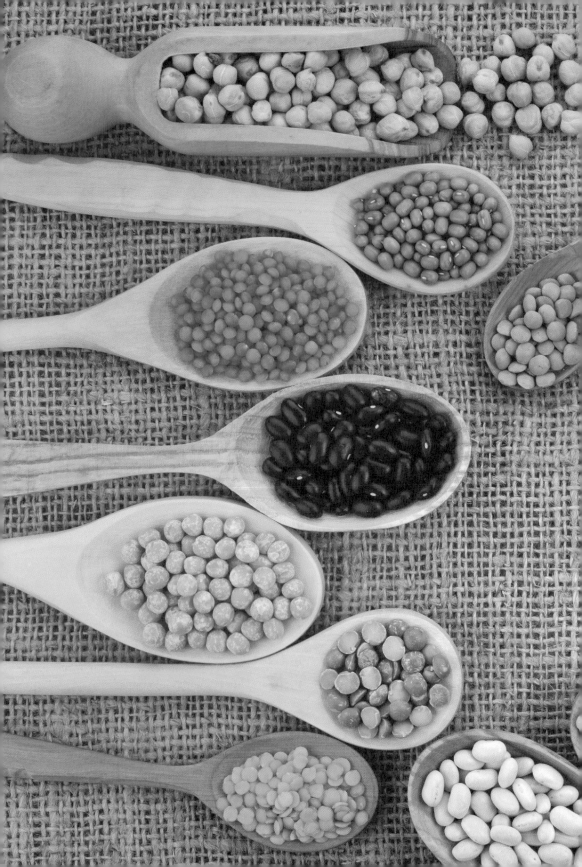

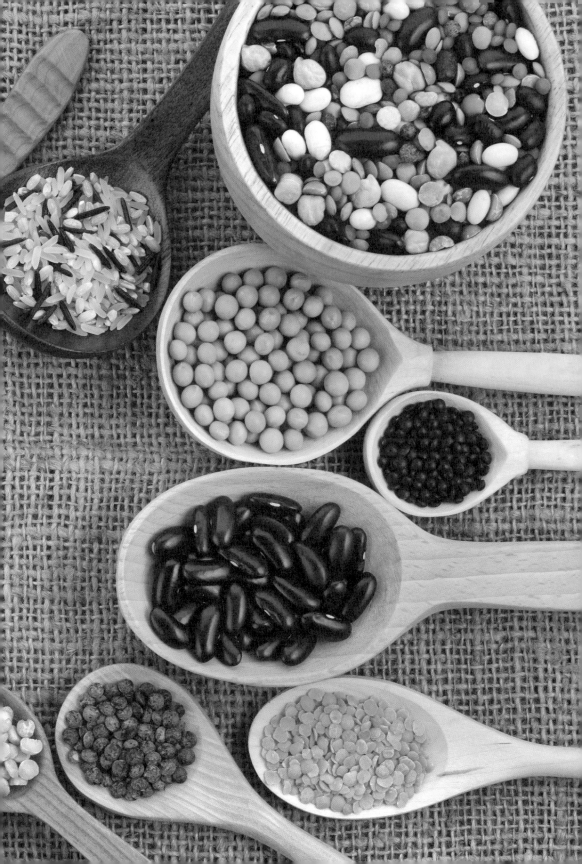

CHAPTER 3

女人要「好色」！不可不知的七彩營養學

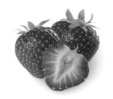

■ 紅色食物──生命力的泉源

每個女性都希望擁有紅潤的膚色，因為那是女性健康美麗的象徵。透過吃紅色食物，女性能很快讓肌膚透出由內而外的紅潤。

紅色食物是指外表呈紅色、橙紅色或棕紅色的食物，這類食物的紅色源於茄紅素、胡蘿蔔素、鐵、部分胺基酸等。

紅色食物的代表有：紅辣椒、紅甜椒、番茄、西瓜、山楂、紅棗、草莓、紅番薯、紅豆、紅蘋果、枸杞、石榴、櫻桃、甜菜根、紅莧菜等。

紅色食物具有以下的美容功效。

一、增強肌膚免疫力

紅色食物中的紅蘿蔔、紅辣椒、番茄、番薯、紅棗、紅莧菜等紅色蔬菜中，富含 β-胡蘿蔔素，不但能清除人體氧自由基，而且參與合成維生素A，對人體上皮組織和呼吸道黏膜有很強的保護作用。紅色食物可活化致病微生物的「殺手」──巨噬細胞，可以有效地抵禦感冒病毒等微生物，增強人體抵抗感冒的能力，也增強了肌膚對病菌的免疫力。

二、延緩衰老

紅色蔬果中含有茄紅素、維生素等多種營養物質，其中**維生素C能夠延緩衰老**，並且有利於防止視網膜黃斑變性（視網膜黃斑變性是導致65歲以上老年人失明的主要誘因）；其中**茄紅素具有很強的抗氧化性**，它能夠消滅單線態氧、捕捉超氧陰離子。

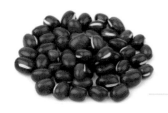

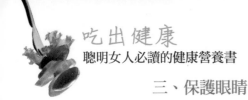

三、保護眼睛

醫學研究發現，眼球正常水晶體內維生素C濃度是血液內濃度的30倍；當女性進入更年期後，水晶體內維生素C、穀胱甘肽等抗氧化物質含量明顯減少，部分水溶性蛋白質變性，逐漸變濁，出現白內障等症狀。同時，眼睛水晶體鈣含量增多、鉀含量減少，水晶體變硬、彈性下降，再加上附著韌帶收縮力下降，以致水晶體可調節凸度明顯減弱，致使視力逐漸下降。

而番茄、胡蘿蔔等紅色食物富含強抗氧化物質維生素C、維生素E等，同時含有大量的β-胡蘿蔔素，其進入人體內可轉換成維生素A，能有效預防乾眼病、角膜潰瘍、夜盲症、骨質疏鬆症，對預防近視也有著正向的功用。

四、補血養顏

營養學家認為，紅色蔬果最大的優勢在於它們都是富含天然鐵質的食物，例如女性常吃的櫻桃、紅棗等都是貧血患者的天然良藥，也適合女性經期失血後的滋補。另外，紅色食物進入人體後可入心、入血，大多具有益氣補血和促進血液、淋巴液生成的作用，可大大增強女性的心臟和氣血功能。

營養專家提醒您！

番茄在國外享有「金蘋果」之稱，具有較高的價值。由於番茄含有94％左右的水分，生吃有防治中暑、止渴生津、涼血解毒的作用。

另外，吃番茄時請儘量少放鹽，為了避免維生素被破壞，煮湯時最好等水開了再下番茄，而且忌吃未成熟的番茄，胃腸虛寒者及慢性腹瀉和消化不良者尤應忌食。

五、燃脂瘦身

紅色食物還有促進新陳代謝的作用，有利於體內堆積脂肪的燃燒，因此，紅色食物既能給人提供營養，又不易使人發胖，是「減肥一族」的好夥伴。

其實，紅色食物的益處遠不止於此，紅豆、番薯等是醣類、膳食纖維、維生素B群和多種礦物質的重要來源，經常食用可提高人體對主食中營養的利用率，被稱為「紅色生力軍」。

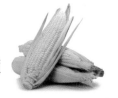

■ 黃色食物──維生素C的天然寶庫

黃色食物包括一系列由橙到黃的食物。黃色源於胡蘿蔔素和葉黃素，其成分中的胡蘿蔔素和維生素C兩者功效廣泛而強大，在抗氧化、提高免疫力、維護皮膚健康等方面更有協同作用。

黃色食物的代表有：玉米、橘子、柳丁、南瓜、黃甜椒、肉桂、鳳梨、香蕉、柚子、枸杞、木瓜、芒果、杏桃、黃番薯、甜柿、楊桃等。

黃色食物具有以下的美容功效。

一、促進女性荷爾蒙分泌

有研究指出，多吃黃色食物可促進女性荷爾蒙分泌。人體會分泌75種以上的荷爾蒙，它們在人體中扮演著各自的角色，體內荷爾蒙濃度高的女性比荷爾蒙濃度低的同齡女性看起來年輕很多。研究發現，平時的一日三餐中，經常吃一些黃色食物，可以增強脾胃功能，改變寒性體質，有利於代謝功能的增強，保持女性荷爾蒙的分泌能力。

二、延緩衰老

黃色食物含有豐富的維生素和礦物質，其中，維生素E有促進細胞分裂、延緩細胞衰老、降低血清膽固醇、防止皮膚病變的功能，還能減輕動脈硬化和腦功能衰退出現的症狀；而黃色食物代表性的色素──胡蘿蔔素，是一種強力的抗氧化物質，能夠清除人體內的氧自由基和有毒物質，增強免疫力，在預防疾病、防輻射和防止老化方面功效卓著，是維護人體健康不可缺少的營養素。

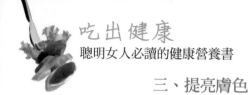

三、提亮膚色

黃色食物能保持內臟器官的正常工作，提高代謝功能，因此，它的美白效果特別顯著。

從中醫角度來說，黃色食物可以健脾，脾臟也跟皮膚美容有關。現代人的飲食經常不規律，常常幾頓不吃或是暴飲暴食，這都會傷脾，脾臟受到損傷的話，女性的膚色看起來就會比較暗沉；所以這個時候就要藉由吃黃色食物以補充身體能量，使整個人看上去有精神，肌膚也會顯得比較有光澤。

四、排毒養顏

黃色食物中的玉米富含醣類、膳食纖維和維生素B群等，可刺激胃腸蠕動、加速糞便成形和排出，防治便祕、腸炎和腸癌；還可調節血脂，在一定程度上預防高血壓和冠心病的發生。玉米和香蕉等還是很好的垃圾清理劑，因為玉米和香蕉有強化消化系統與肝臟的功能，同時還能清除血液中的毒素。

此外，胡蘿蔔、番薯、銀杏等黃色蔬果，還富含維生素A原和維生素D。維生素A原能保護胃腸黏膜，預防胃炎、胃潰瘍等疾病的發生；維生素D有促進鈣、磷兩種礦物元素吸收的作用，進而發揮壯骨強筋之功，對於兒童佝僂病、青少年近視、中老年骨質疏鬆症等常見疾病有一定的預防之效。

營養專家提醒您！

芒果中含有果酸、胺基酸、蛋白質等，這些物質中含有的刺激性物質比較多，因此需特別注意。對芒果蛋白質過敏者，吃芒果後會產生喉嚨腫脹、聲音嘶啞、打噴嚏、腹瀉等症狀；對間苯二酚類過敏者，接觸芒果果皮的汁液，會引發接觸性皮膚炎。

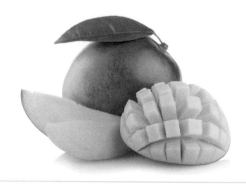

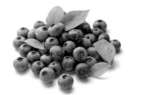

■ 藍色食物──抗衰老的小尖兵

營養學界將食物按顏色分類，其中藍色食物具有抗衰老的作用，但純粹的藍色食物非常少，主要有海藻類、茄子、藍莓及一些漿果類。

藍色食物具有以下的美容功效。

一、減肥

營養專家指出，藍色對於神經系統具有放鬆的作用，人們在看到藍色食物時血壓和食慾都會降低，所以藍色食物有助於減肥。這是因為藍色能使大腦分泌拒食的荷爾蒙，不僅讓食慾大減，同時也會讓進食的速度變慢，容易產生飽足感。

二、抗衰老

純粹的藍色食物抗氧化能力最強，可以延緩，甚至轉化部分衰老症狀。

藍莓是藍色食品中的佼佼者，它富含花青素類物質，其中的花色素苷成分有促進視紅素再合成、改善循環、抗潰瘍、抗炎症等多種藥理活性，可以明顯改善用眼睛疲勞。

美國的一項研究證明，由於藍莓果實中含有花青素類和其他具有保健作用的化合物（如細菌抑制因子、葉酸、維生素A和維生素C、胡蘿蔔素、鞣花酸和纖維素等），所以在41種水果

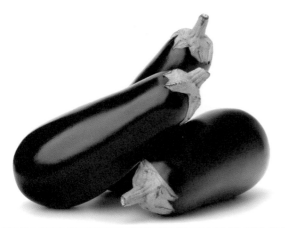

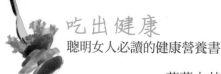
蔬菜中其抗氧化能力最強。藍莓的抗氧化能力和有特殊作用的化合物能夠防禦自由基的氧化作用，有效防治心臟病、癌症、關節炎、皺紋、眼睛疾病、帕金森氏症和阿茲海默症等因自由基引起的氧化作用有關的病症。

三、補鐵養顏

女性由於生理原因，容易患缺鐵性貧血，**多吃海藻可有效補鐵**，養出女性紅潤膚色。海藻多為鹼性，有助於改善現代女性的酸性體質，強化女性的免疫機能，增強抗病能力。

海藻富含甲硫胺酸、胺氨酸，體內如果缺乏這兩種胺基酸，就會使頭髮變得脆弱、分叉、失去光澤；常吃海藻還可使乾性肌膚變得有光澤，並改善油性皮膚的油脂分泌；而海藻中維生素含量豐富，經常食用，還可維護上皮組織健康生長，減少色素斑點。

營養專家提醒您！

螺旋藻是藍色食品的典型代表，它含有18種胺基酸（包括8種人體所必需的胺基酸）、11種礦物質及9種維生素，可以強身健體、幫助消化、增強免疫力、美容保健、抗輻射等。螺旋藻中富含的海藻酸還有抗腫瘤、抗愛滋病的功能，因而被**聯合國世界食品協會譽為「21世紀最理想的營養源」**。螺旋藻製品有多種形式：螺旋藻粉可與果醬混合食用，片、膠囊、螺旋藻精提濃縮液等便於隨時取用。螺旋藻不宜加熱食用，加熱會破壞其營養成分。

值得注意的是，雖然說藍色食物有鎮定作用，但吃得太多也會適得其反，因為冷靜過度會令人情緒低落。因此，**進食藍色食物時，可以搭配橙色食物**，如和香橙之類的食物一起擺盤，便不會有問題了。

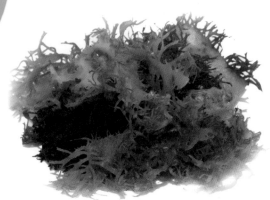

■ 綠色食物——人體的「清潔工」

在講究環保和健康的今天，女性對綠色食品（泛指無污染的安全營養食品）情有獨鍾。不過這裡我們要講的綠色食物與綠色食品的概念不同，而是指因為含有豐富的「葉綠素」而呈現綠色的食物。

綠色食物的代表有：菠菜、西洋菜、空心菜、油菜、茼蒿、綠花椰菜、青椒、青豆、絲瓜、胡瓜、蘆筍、芹菜、香菜等蔬菜；奇異果、芭樂、橄欖、青蘋果、青梅、綠葡萄等水果；綠茶、薄荷、蘆薈等草本植物。

綠色食物具有以下的美容功效。

一、補血養顏

綠色食物中富含的礦物質「鐵」，是天然的造血原料，沒有鐵，人體就不能源源不斷地製造血液，就會發生貧血，肌膚也會變得蒼白。

二、維護肌膚酸鹼平衡

綠色食物中含有大量的維生素C與礦物質，是人體生命活動中不可缺少的物質；還可以保持體液的弱鹼性，使身體酸鹼平衡，肌膚自然散發健康光澤。

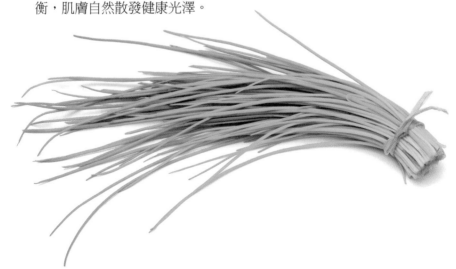

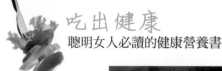

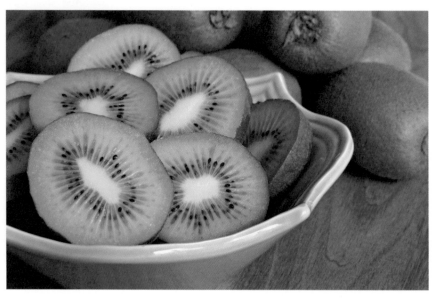

三、排毒美膚

綠色食物是人體內名副其實的「清潔工」，能夠清理腸胃，防止便祕，減少直腸癌的發病機率。它們的淨化能力很強，在幫助人體排出「垃圾」的同時，還能補充維生素和礦物質，激發體內的原有動力，促進消化和吸收。

此外，綠色蔬菜中的葉綠素是最好的天然解毒劑，能預防感染，防止炎症的擴散，還有止痛、清除身體或口腔異味等功能。

在綠色食物中，綠花椰菜是比較有代表性的，其維生素C含量很豐富，也是最有名的抗氧化蔬菜；反觀女性們所用的眾多保養品，它們常標榜著「抗氧化成分」，但其實想要抗氧化，吃綠花椰菜就好了！而且女性多吃綠花椰菜還

營養專家提醒您！

綠色食物中的奇異果營養極為豐富，不僅含有多種有機物和植物營養素，還有豐富的礦物質、胺基酸和維生素，尤其是維生素C與礦物質硒的含量極高（鮮果的維生素C含量約100～400毫克／100克，硒約2.9毫克／100克），有「營養金礦」之稱。但奇異果性寒，不宜多食，每天吃一顆即可。

可以減少得乳腺癌的機率。

　　綠色食物中的一些「怪味」蔬菜，像韭菜、香菜、大蔥等，其實對性荷爾蒙的調節有所幫助，對女性很好。

　　絲瓜也是不錯的綠色食物，它的汁液呈現黏性，有助於鎖住皮膚水分，直接敷在皮膚上有補水功效，絲瓜水正是很多補水化妝品的主要成分。絲瓜還含有豐富的維生素C，是很棒的「女人菜」。

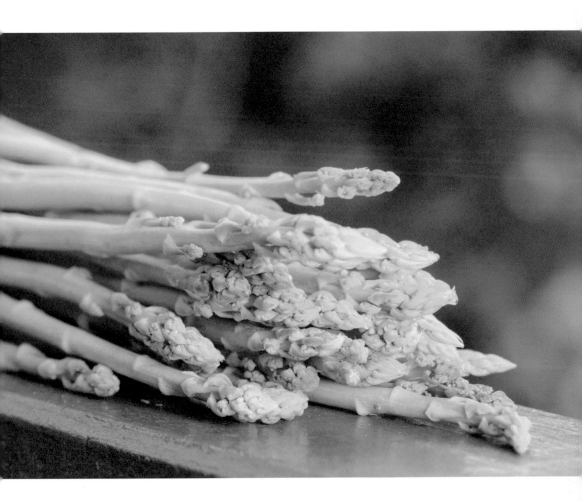

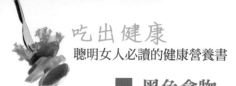

■ 黑色食物——滋陰養腎，非黑莫屬

黑色食物是指含有天然黑色素的植物性食品，由於含有天然黑色素，其色澤均呈現烏黑或深紫、深褐色。有些品種外皮烏黑；有的品種一黑到底，表裡如一。

黑色食物的代表有：黑米、黑豆、黑芝麻、黑木耳、香菇、海帶、髮菜、黑棗、烏梅、桑葚、黑莓、黑醋栗等。

黑色食物具有以下的美容功效。

一、抗氧化，延緩衰老

黑色食物之所以呈現出黑色外表，是因為它含有豐富的色素類物質，例如：原花青素、葉綠素等，這類物質具有很強的抗氧化性，能有效延緩衰老。相比淺色水果，黑色水果還含有更加豐富的維生素C，可以增加人體的抵抗力，還能美白肌膚。

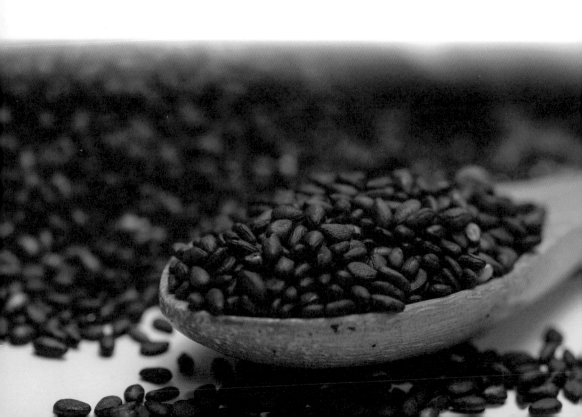

二、營養成分高

黑色水果營養成分十分豐富，含有多種胺基酸、維生素及有機酸、胡蘿蔔素等營養物質，礦物質的含量也比其他水果高出許多，主要有鉀、鈣、鎂、鐵、錳、銅、鋅。

三、具有抗癌功效

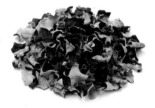

科學研究證實，有多種黑色食物具有抗癌功效，其中尤以黑棗、黑木耳等為佳。

四、增強免疫力

黑棗含有豐富的維生素，有增強體內免疫力的功用，並對賁門癌、肺癌、吐血有明顯的療效。

另外，現代醫學揭示，桑葚具有增強免疫、促進造血幹細胞生長、防止人體動脈及骨骼關節硬化、促進新陳代謝等功能。

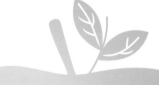

營養專家提醒您！

黑棗是鮮棗在棉花籽油中煮熟，再用煙火燻烤成的，是鮮棗的乾製品，營養豐富，含有蛋白質、脂肪、醣類、多種維生素等，對貧血、血小板減少、肝炎、乏力、失眠有一定療效；但黑棗中含有大量果膠和單寧酸，這些成分與胃酸結合，會在胃內結成凝塊，因此一次吃太多黑棗會引起胃酸過多和腹脹。另外，黑棗不能和柿子一起吃。

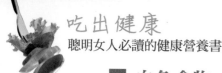

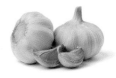

■ 白色食物——生命能量的藏寶箱

白色食物乍看之下給人單調的感覺，但它的營養成分一點都不單調。白色食物含有豐富的蛋白質等10多種營養元素，消化吸收後可維持生命和運動，其中所含的纖維素及一些抗氧化物質，更是具有提高免疫功能、預防潰瘍病和胃癌、保護心臟的作用。

例如，我們常吃的米類就富含醣類，是飲食金字塔堅實根基的一部分，更是身體不可或缺的能量之一。

白色食物的代表有：米、燕麥、大蒜、洋蔥、白花椰菜、白蘿蔔、白菜、蓮藕、竹筍、冬瓜、蘑菇、雪梨、山藥（淮山）、馬鈴薯、百合、銀耳等。

白色食物具有以下的美容功效。

一、抑制食慾

橙色、橘色、紅色、金黃色等具有亮麗色彩的食物可以刺激食慾，讓人不知不覺地多吃幾口，這樣很容易為肥胖埋下隱患。而乳白色、白色的食物對食慾有一定的抑制作用，且其食物纖維含量豐富，能幫助腸道排泄廢物，因而多吃白色食物對減肥大有幫助。

二、防燥補水

白蘿蔔含有多種維生素和礦物質，其中維生素C的含量比梨和蘋果高出8～10倍。

白菜中含有豐富的維生素C、維生素E，可預

營養專家提醒您！

對於某些族群的人來說，喝豆漿比喝牛奶更好。比如高血壓及腦血管病患者，因為豆漿中含植物固醇和油酸，可以降低血膽固醇，防止動脈硬化；豆漿中較多的鐵質，也容易吸收利用。此外，黃豆升糖指數為15％，而牛奶為30％，因此豆漿對肥胖者和血糖高的人來說也更合適。

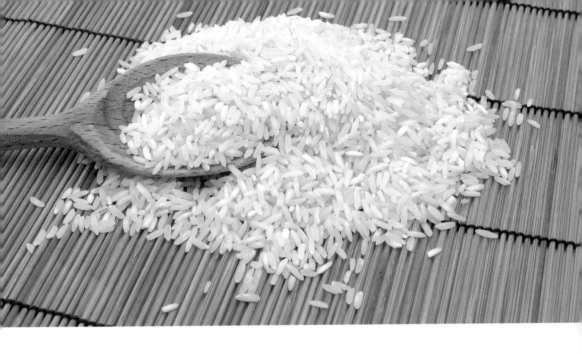

防因燥熱導致的皮膚乾燥，其中的纖維素還可促使腸蠕動，預防便祕。

梨是「補水之王」，不但能夠增加水分的攝取，還有利於補充維生素。

此外，冬瓜、竹筍、白花椰菜等白色蔬菜，給人一種潔淨味鮮的美感，經常食用可調節視力、安定情緒，對高血壓、心臟病患者益處頗多。

燕麥能降低膽固醇，降三酸甘油酯，還對治療糖尿病及減肥有特別的效果。

梨、白蘿蔔、洋蔥、白色菇類等，對預防心臟病、排出體內有害物質和提高免疫力都有幫助。

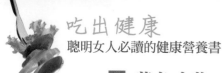
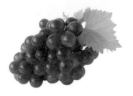

■ 紫色食物——抗老明目不可少

在餐桌上，常見的食物顏色多為綠色、紅色、黃色、白色，紫色食物最多只有茄子。然而，在營養專家眼裡，紫色正是餐桌上最缺少的一道色彩，這類食物常常被稱為「抗老保健功臣」。

紫色食物的代表有：葡萄、紫菜、茄子、紫甘藍、紫洋蔥等。

紫色食物具有以下的美容功效。

一、延緩衰老

紫色食物之所以呈現出紫色，是因為其富含一種天然色素——花青素。花青素屬於類黃酮物質，其抗氧化能力更勝於維生素**C**和維生素**E**，能有效清除體內有害物質自由基，幫助人體抗氧化，延緩衰老。

紫色食物還富含人體必需的礦物質硒，硒與人體的健康密切相關，不僅具有較強的抗氧化作用，最突出的就是其能有效提高人體的免疫力，而且硒在防癌方面的功效更是顯著。

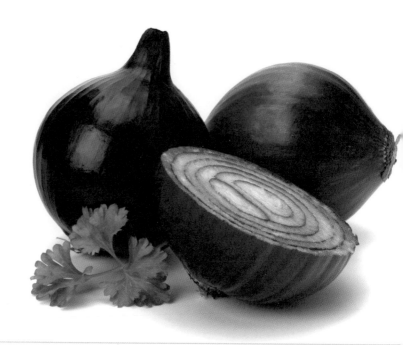

二、改善視力

紫色食物還能改善視力，對長期使用眼睛的人來說是很好的食物。

三、有益心血管

紫色食物還有養護心臟的作用，紫色的漿果如葡萄、黑莓等含有花青素，這種色素的某些類型有改善血液循環、保護心臟的作用。葡萄中富含維生素B_1、維生素B_2，能加速身體中的血液循環。

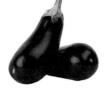

在日常生活中經常吃一些紫色蔬菜水果，可築起一道健康防線，既可以抗衰老又能夠防病治病。美國《美好飲食》雜誌援引美國營養健康中心的一項最新調查顯示，經常食用紫色蔬菜的成年女性，很少高血壓以及膽固醇超標，同時也很少體重超重。

營養專家提醒您！

近幾年，紫洋蔥的營養價值得到人們的關注。這是因為紫洋蔥所含的揮發油中有降低膽固醇的物質，這些物質都有著較強的舒張血管和心臟冠狀動脈的作用，又能促進鈉鹽的排泄，從而使血壓下降，並能預防血栓形成，既降血脂又護心。因此，女性在選購時不妨買一些紫洋蔥。

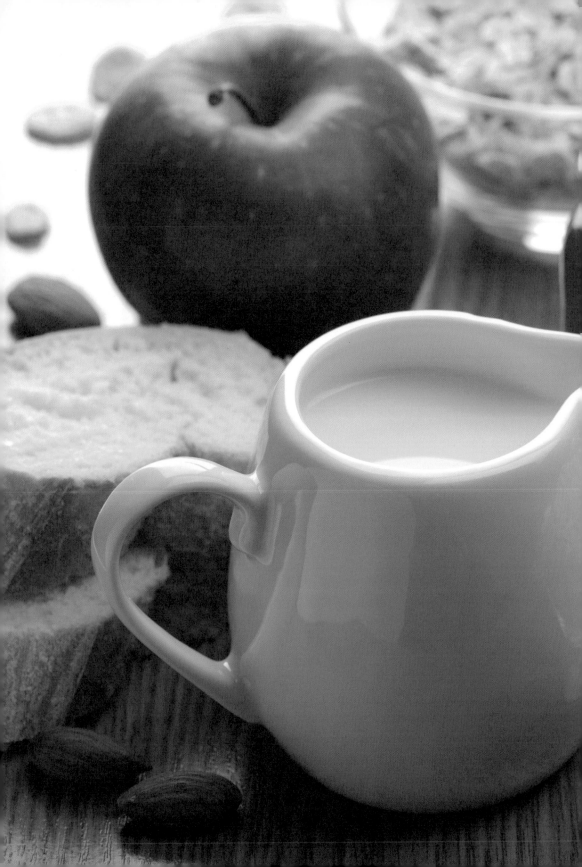

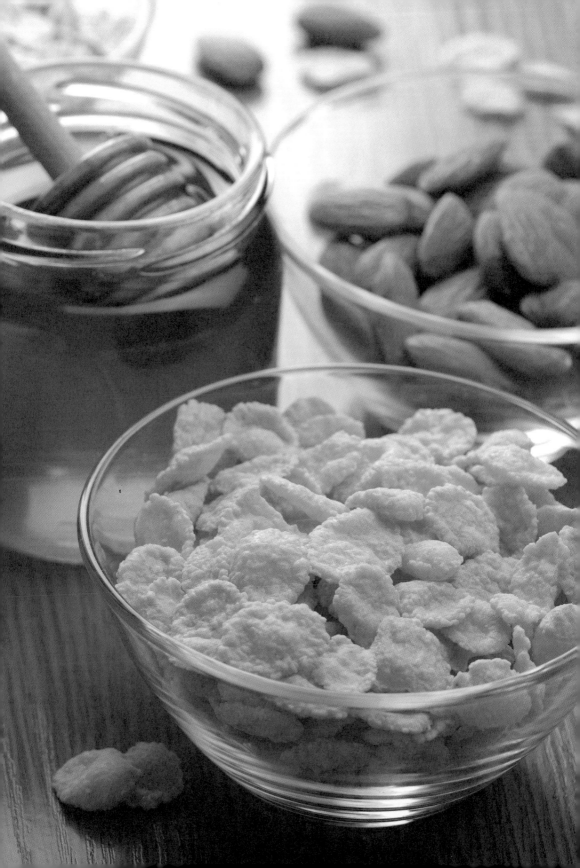

CHAPTER

4

永遠18歲的美麗祕密

■ 保持肌膚年輕的飲食原則

每個人都希望自己看上去更年輕、更漂亮，尤其是女性；但結果往往不盡如人意，有些女性甚至看上去比實際年齡更老。未老先衰是由多種原因造成的，錯誤的飲食就是其中一個重要因素。

那麼，到底要遵循怎樣的飲食原則，才能留住自己的青春和美麗呢？

一、不要吃「非當季」的蔬果

隨著科學技術的快速發展，溫室種植蔬菜越來越普遍，在市場上，一年四季的蔬菜水果都能同時出現，從某種意義上來講，這給生活帶來了方便，但這也讓很多人失去了季節感，不知不覺中就斷了身體與自然之間那種微妙的聯繫。中醫理論認為，養生要順乎自然，應時而變，俗語說「冬吃蘿蔔，夏吃薑」，說的就是順時養生的道理。

當季的食物往往最能應對那個季節時身體的變化，比如，夏天雖然熱，但陽氣在表而陰氣在內，內臟反而是冷的，所以人很容易腹瀉，要多吃暖胃的薑；而冬天就不同了，冬天陽氣內收，內臟反而容易燥熱，所以要吃蘿蔔來去火。如果不分時節亂吃東西，夏天有的東西冬天吃，就很可能在需要去火時吃下性熱的東西。

另外，非當季的瓜果蔬菜大部分都含有化學成分，吃多了，化學品的殘餘就會積累在身體裡，傷害肝腎，加速身體的衰老。

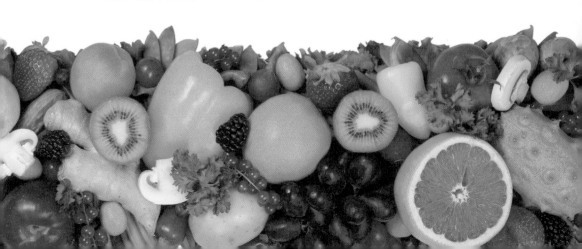

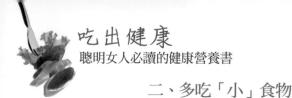
二、多吃「小」食物

小食物指的是小豆子、小芝麻、小魚、小蝦之類的食物，因為它們的能量是最完整的。有時候那些被扔掉的東西比吃下去的更有用，比如吃玉米時，玉米胚芽就是接近玉米芯的小小半圓形的東西，裡面富含維生素E，和小麥胚芽油有同樣的效果。

三、多吃「完整」的食物

許多時候因為女性的胃口小，根本吃不完一個完整的食物，往往吃一小塊就飽了，而且，現在的飲食方法也越來越多樣，一個食材還可以充分利用變出幾種不同的花樣來，有些人便只專吃食物的一小部分，如魚脣、鴨舌等。

但其實一樣食物要完整，其能量和效用才是完整的，分割開來就不是那麼回事了。比如一個雞蛋，蛋白是涼性的，蛋黃是溫熱的，加起來吃，雞蛋是性平的；橘子吃多了會上火，可是橘皮清熱化痰。

因此，一定要多吃完整的食物。

四、多吃含抗氧化劑的食物

在日常生活中，各種汙染、油煙、燒烤食物，以及太陽中的紫外線等，都會產生自由基。自由基透過破壞人體的健康細胞，加速了人體的衰老過程，並且能夠破壞細胞核中的DNA，進而

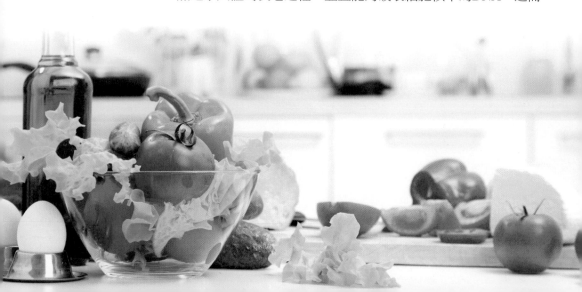

引起細胞病變和癌變。而維生素A、維生素C、維生素E以及礦物質硒和鋅等抗氧化劑，能夠保護人體不受自由基的影響，更重要的是，這些抗氧化劑從新鮮的蔬菜、水果和魚類中就可以得到。

五、多吃植物性女性荷爾蒙

女性可以透過攝取一些植物性食物中的天然植物性女性荷爾蒙來補充自身的女性荷爾蒙，這對人體荷爾蒙的分泌有著很重要的影響。含植物性女性荷爾蒙的植物主要有黃豆、葛根、亞麻籽等。

六、少吃冷凍、油炸食品

牛肉罐頭、魚罐頭、沙拉醬、咖啡、冷凍太久的食品、干貝、冷凍蝦球、巧克力、蛋糕、泡麵、油炸物等，都是容易讓女性長皺紋的食物，因此女性不可常吃或吃太多。此外，女性購買食物時要注意製造日期，尤其是冷凍及油炸的食物，一旦過期就會變質，對皮膚有很大的傷害。

只要女性遵循以上飲食原則，多注意補充有抗衰老及美膚功效的食物，就能有效延緩衰老，擁有持久的青春和美麗。

營養專家提醒您！

許多女性為延緩衰老、保健美容，每天都服用維生素E，甚至認為補充得越多越好，但這是錯誤的觀點！臨床上，普通成人使用維生素E的量，口服是每天1～3次，每次10～100毫克，如超過劑量使用，會導致很多不良反應，如頭暈目眩、視力模糊、口角炎、閉經、肌肉無力、乳房肥大、乳腺癌。因此，專家建議，女性最好是透過食物補充維生素E，例如植物油、綠色蔬菜、動物內臟、豆類、蛋黃、瓜果、瘦肉、花生等。

■ 缺少5種營養與食物，女性衰老100倍

女性早衰的原因有很多，但最重要的原因是女性自身營養不足。這是因為許多女性為了瘦身而過度節食，在減少脂肪攝取的同時，也減少了其他營養的攝取，導致體內營養素的缺乏，進而造成身體機能紊亂，促使女性身體快速衰老。

一般來說，身體缺少以下5種營養與食物，就會快速衰老。

一、ω-3脂肪酸

ω-3脂肪酸對神經及心血管系統的健康極為重要，它能提高認知能力，降低心臟病、中風和癌症的發病率。它最重要的兩種成分是EPA和DHA，主要食物來源是魚類等，一般大型深海魚類體內這兩種成分的含量都很豐富。

因此，要做到每週吃2～3次魚，或者每天補充含1克EPA和DHA的營養食品。素食的人可改為1茶匙亞麻籽油再加100毫克由海藻提煉出的DHA膠囊。

二、維生素B群

維生素B群是所有抗衰老營養素中最實用的一種物質，它能有效改善情緒、體力、注意力、反應力和記憶力等。但因為維生素B群是水溶性維生素，容易隨體液排出，所以人體極易缺乏。因此，要多注意補充動物肝臟、酵母、小麥胚芽和全穀類等富含維生素B群的食物。

三、硫辛酸

在醫學界，硫辛酸被稱為「萬能抗氧化劑」，被廣泛用於治療和預防心臟病、糖尿病等多種疾病。一般認為它能保存和再生其他抗氧化劑，如維生素C和維生素E等，並能平衡血糖濃度。硫辛酸主要來源於菠菜和肉類，但含量很少，因此營養學家建議女性每天攝取5～20毫克硫辛酸補充劑來抗衰老。

四、人參

人參的根部含有數種皂苷成分，具有預防和治療心臟病及血液循環疾病的功能，它還能提升元氣，對抗癌症，強化免疫系統，可治療多種生理失調症。女性要延緩衰老，可服用人參萃取物，每次100～200毫克，每週數次。如用粉狀製劑，攝取500～2000毫克才有效，連服三四個星期後，應停服幾個星期再服用。

五、銀杏

在歐洲，銀杏萃取液為處方用藥，它能改善血液循環，提高心智功能，預防腫瘤產生，是很好的抗衰老藥物。營養學家建議女性每天攝取120毫克的銀杏萃取補充品，可分3次服用，通常1個月後才能逐漸顯現效果。如果和人參一起服用，建議兩者交替使用，或同時服用較小劑量。

此外，如果體內缺乏維生素C和維生素E這兩種抗氧化效果極佳的維生素，也容易加速身體的衰老。這兩種維生素可從新鮮的水果蔬菜中獲得，也可在醫生的指導下適當補充一些維生素C補充劑和維生素E補充劑。

營養專家提醒您！

現代人攝取天然食物的機會越來越少，因此獲得抗衰老營養成分的機會也就越來越少，這是因為同一種食物，經過不同的儲藏、加工和烹調方式處理之後，其營養功效可能天差地遠。比如，同樣是花生，如果經過油炸，不僅會損失抗氧化成分，還會帶來油脂高溫氧化聚合物；同樣是綠葉蔬菜，如果烹調得油膩膩的，不僅熱量增高，其中的膳食纖維其清潔人體腸道的作用也會大大降低。可見，儘量保持食物的天然狀態來食用，才能更好地獲得食物給予的營養功效，真正達到延緩衰老的作用。

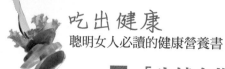

■ 「生鏽食物」讓女性越吃越老

金屬器具生鏽會縮短其使用壽命，同樣，身體「生鏽」會加速女性的衰老。為什麼會「生鏽」呢？這不僅僅是生活習慣不規律、不健康所致，更可能是常常吃某些「生鏽食物」所致。這些「生鏽食物」中含大量的毒素，進入人體後對各個器官有著極大的損害，從而加速了衰老的步伐。

一般來說，女性在日常生活中最容易吃下的「生鏽食物」有以下幾種。

一、高脂肪、高膽固醇食品

如果過度攝取奶油蛋糕、肥肉、動物內臟等高脂肪、高膽固醇食品，往往容易引起肥胖症和高血壓，導致動脈粥樣硬化，罹患心血管疾病的可能性也大大增加。而內臟脂肪的沉積也會加速器官的老化。

另外，過多的甜食攝取不但容易導致肥胖，還會使女性罹患膽結石、乳癌的機率大大增加，更會加速細胞的老化。

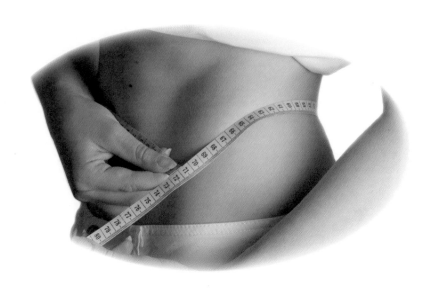

二、含鉛食品

日常飲食中的皮蛋、罐頭食品、爆米花都是含鉛量較高的食品，也是容易使人「生鏽」的食物。這是因為鉛能取代其他礦物質如鐵、鈣、鋅在神經系統中的活動地位，因此鉛被看作是腦細胞的一大「殺手」。很多研究表明，鉛會造成神經質傳導阻滯，引起記憶力衰退、癡呆症、智力發育障礙等，人體攝取鉛過多，還會直接破壞神經細胞內遺傳物質——脫氧核糖核酸的功能，不僅易使人患癡呆症，而且還會使女性臉色灰暗，過早衰老。

三、過氧化脂質

過氧化脂質是一種不飽和脂肪酸的過氧化物，是一種導致女性衰老的物質。長期攝取含過氧化脂質的食品可直接導致女性衰老，甚至還可能致癌。

此外，醃製食物中的亞硝酸鹽和黴變食物中的黃麴毒素也會加速女性「生鏽」，同樣不宜多吃。

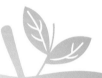

營養專家提醒您！

許多女性吃雞肉時喜歡吃雞屁股，但是營養專家建議，最好不要吃雞屁股！因為雞、鴨、鵝等禽類屁股上端長尾羽的部位，學名「腔上囊」，是淋巴結體集中的地方，因淋巴結中的巨噬細胞可吞食病菌和病毒，即使是致癌物質也能吞食，但不能分解，故禽類「尖翅」是個藏汙納垢的「倉庫」。

■ 腦不老，則全身不老

雖說衰老是不容改變的事實，但女性最怕的也是衰老，她們拚命地做美容做保養，目的都是要留住青春，讓衰老來得晚一些、再晚一些。

如果想要不過早地衰老，最根本的是要保證腦不老。腦是人體的「司令部」，是表現人是否健康的一個重要標誌，它控制著人的機智、聰敏、遲緩或者衰竭，實際上它就是人體衰老的一個控制機構。因此，要想身體不衰退或不那麼過早地衰竭，就要讓大腦不衰退。那麼，怎樣能夠延緩大腦的衰老呢？健腦食品當然是延緩大腦衰老的首選。下面幾種食物都是對大腦健康有益的，也是生活中很常見的平價食品，大家可以經常食用。

一、魚

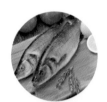

魚是促進智力發育的首選食物之一。魚頭中含有十分豐富的卵磷脂，是人腦中神經遞質的重要來源，可增強人的記憶力、思考能力和分析能力，並能控制腦細胞的退化，延緩衰老。

二、核桃

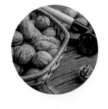

核桃因其富含不飽和脂肪酸，被公認為是傳統的健腦益智食品。每日2～3個核桃為宜，持之以恆，可達到營養大腦、增強記憶、消除大腦疲勞等作用。但不能過度食用，否則會出現大便乾燥、流鼻血等情況。

三、牛奶

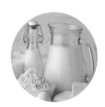

牛奶是一種近乎完美的營養食品，它富含蛋白質、鈣及大腦所必需的胺基酸。牛奶中的鈣最易被人吸收，是腦代謝不可缺少的重要物質。此外，它還含有對神經細胞十分有益的維生素B_1等元素。如果因用腦過度而失眠時，喝一杯熱牛奶有助入睡。

四、雞蛋

大腦活動功能、記憶力強弱與大腦中乙醯膽鹼含量密切相關。實驗證明，吃雞蛋的好處在於當蛋黃中豐富的卵磷脂被酶分解後，能產生出豐富的乙醯膽鹼，進入血液會很快到達腦組織中，可增強記憶力。國外研究證實，每天吃1顆雞蛋就可以給人體供給足夠的膽鹼，對保護大腦，提高記憶力大有好處；不過對於營養攝取往往過多的現代人而言，由於還會從其他食物中攝取養分，因此也不建議每天吃蛋。

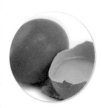

五、花生

花生又名長生果，富含卵磷脂和腦磷脂，是神經系統所需要的重要物質，能延緩腦功能衰退，抑制血小板聚集，防止腦血栓形成。實驗證實，常吃花生可改善血液循環、增強記憶、延緩衰老，是名符其實的「長生果」。

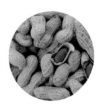

六、小米

小米中所含的維生素B_1和B_2分別高於白米1.5倍和1倍，其蛋白質中含較多的色胺酸和甲硫氨酸。臨床觀察發現，吃小米有防止衰老的作用。如果平時常吃點小米粥、小米飯，將有益於腦的保健。

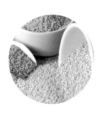

七、玉米

玉米榨出的玉米胚芽油中富含亞油酸等多種不飽和脂肪酸，有保護腦血管和降血脂作用。玉米中含大量麩氨酸，能幫助促進腦細胞代謝，常吃玉米尤其是鮮玉米，具有健腦作用。

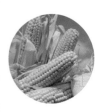

八、金針花

人們常說，金針花是「忘憂草」，能「安神解鬱」。但請注意，金針花不宜生吃或單炒，以免中毒，以乾品或煮熟吃較好。

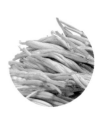

九、辣椒

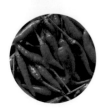

辣椒維生素C含量居各蔬菜之首，胡蘿蔔素和維生素含量也很豐富。辣椒所含的辣椒素能刺激味覺、增加食慾、促進大腦血液循環。近年有人發現，辣椒的辣味還是刺激人體內追求事業成功的激素，使人精力充沛，思維活躍。辣椒以生吃效果更好。

十、菠菜

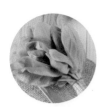

菠菜雖平價且不起眼，但它是不錯的健腦蔬菜。由於菠菜中含有豐富的類胡蘿蔔素、維生素C、B_1和B_2，是腦細胞代謝的「最佳供給者」之一。此外，它還含有大量葉綠素，也具有健腦益智作用。

十一、橘子

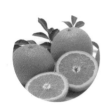

橘子含有豐富的維生素C，屬典型的鹼性食物，可以消除大量酸性食物對神經系統造成的危害。考試期間適量吃些橘子，能使人精力充沛。此外，檸檬、甜橙、柚子等也有類似功效，可代替橘子。

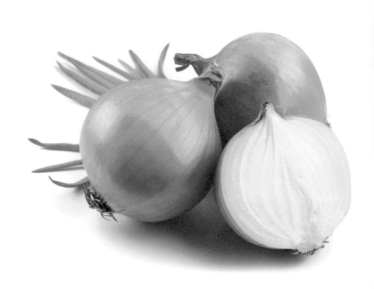

十二、南瓜

南瓜是β-胡蘿蔔素的極佳來源，其含量勝過綠色蔬菜，而且富含維生素C、鋅、鉀和纖維素。中醫認為，南瓜性味甘平，有清心醒腦的功能，可治療頭暈、心煩、口渴等陰虛火旺病症。因此，神經衰弱、記憶力減退的人，將南瓜做菜食用，每日1次，療程不限，有較好的治療效果。

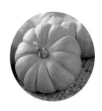

除了飲食上的保健外，讓大腦保持活力的方法也包含了多思考、勤動腦，不過這並不包括辛苦的腦力勞動，因為人體的大腦雖然有大約150億個細胞在工作，卻是用一個少一個，大腦細胞是無法再生的，而腦力工作者力竭心智，用腦過度反而會縮短自己的壽命。所以說，雖然提倡用腦，但也要懂得養腦，要保證大腦有充分的休息時間，避免思考過度，多吃些健腦益腦的食物，腦不老，才能全身不老。

營養專家提醒您！

洋蔥也是很好的抗衰老食物，原因主要有四點：洋蔥內含豐富維生素C、鉀、鈣、磷，這些元素有益於人體結構組織及關節系統；洋蔥更含二烯丙基和二硫化物，以及能激活血溶纖維蛋白的活性成分，能達到抗凝血、減少血栓形成的功效；每週吃2次洋蔥，能改善大腦供氧、消除心理緊張狀態，預防肌膚細胞的衰老；洋蔥含有殺傷多種病菌及抗血管硬化的化學物質，還可以達到抗癌作用。

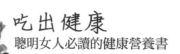

■ 吃富含核酸的食物，防止細胞衰老

核酸與衰老有什麼關係？很多朋友對此可能並不瞭解。其實，核酸是細胞的重要成分，在人體的生長、發育和繁殖過程中發揮重要作用，正因如此，核酸功能一旦下降，就會對人體造成不良影響，其中一個負面影響就是導致人體的衰老。

一般說來，女性到了**20歲以後，身體合成核酸的能力就會下降**，從而造成身體細胞老化，出現黑斑、皺紋、皮膚粗糙、視力減退、體力衰弱、健忘等衰老現象；中年時期就會開始掉髮。

明白了細胞核酸的變化是導致衰老的根本原因，接下來我們應該考慮的就是：能否透過從外界攝取核酸來補充體內損失的核酸呢？答案是肯定的，多吃一些富含核酸的食物，就能加速細胞的新陳代謝，滋潤皮膚，使其保持光滑美麗；並能消除黑斑、皺紋，使稀疏的頭髮恢復濃密；還能改善呼吸、消化器官。

核酸不僅可促進外觀改變，而且還可恢復細胞活力，預防高血壓、動脈硬化、腦中風、心臟病、糖尿病等疾病的發生。

我們每天吃的食物中，或多或少都含有核酸，核酸存在細胞之中，細胞多的食物含核酸也多，不過也並非所有食物中都含有核酸。在此羅列幾種含核酸的常見食物及飲食建議，只要適當調配即可達到目的。

一、含核酸較多的食物

穀類：糙米或胚芽米。

豆類：黃豆、蠶豆、豌豆、紅豆、綠豆。

海產品：各種海魚、蝦、烏賊、貝類及藻類食物。

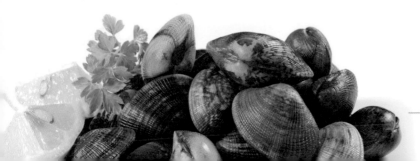

肉類：各種動物的瘦肉、內臟、肉汁、肉湯。

蔬菜類：蘆筍、胡蘿蔔、菠菜、花椰菜、酵母、蘑菇、木耳、花粉。

其中酵母、紫菜、黃豆、動物肝臟、貝類的核酸含量更為豐富。

二、補充核酸的飲食原則

◆ 飲食宜清淡，限制鹽的攝取，每人每日不超過6克為宜。

◆ 安排合理的飲食，食物宜適當搭配，品種齊全，儘量選用含核酸豐富的食物。

◆ 多喝水。

◆ 適量吃一些新鮮蔬菜和水果，攝取一定量的維生素C，這樣有助於核酸的吸收和利用。

三、高核酸飲食法

美國著名醫學家班傑明‧S‧佛蘭克博士提出的高核酸飲食法是——每天吃1種海產品，每週吃1次動物肝臟，每週吃1次或2次牛肉，每週有1次或2次以小扁豆、綠豆、黃豆、黑豆、蠶豆作為正餐的配菜。每天至少吃以下食品中的一種：洋蔥、鮮蘆筍、胡蘿蔔、蔥、韭菜、鮮菇、菠菜、芹菜、白蘿蔔、白花椰菜、大蒜、黃瓜、番茄等蔬菜。每天最少喝4杯水和1杯牛奶，每天至少喝1碗菜湯或果汁。

高核酸飲食法選取的食物都是日常食用的東西，方法簡便易行。堅持高核酸飲食法一段時間，就會收到意想不到的良好效果。

營養專家提醒您！

高核酸飲食法並非人人適合，因為核酸中含有普林，如普林攝取過多，會轉變為尿酸，所以有痛風或結石的人要慎用核酸飲食療法。另外，在實行高核酸膳食時還要注意少吃鹽，多喝水，以利於核酸在體內的代謝需要。

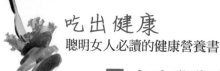
■ 多吃發酵食物，有效延緩衰老

日本研究人員經過對發酵食品的長期研究及實驗得知，發酵食品的真正魅力在於其有著與藥品媲美的奇特功效。故日本的保健醫師們建議：現代人應該提醒自己每天攝取一種發酵食品，這樣可以維持健康、促進長壽。由此可見，每日選擇性食用1～2種發酵食品，可發揮延緩衰老的功效。

從營養學的角度來看，發酵食品是人類巧妙地利用有益微生物加工製造的一類食品，透過發酵，使食品中原有的營養成分發生改變，並產生獨特的風味。在發酵過程中，食物保留了原來食物中的一些活性成分，如多醣、膳食纖維、生物類黃酮等對人體有益的物質，還能分解某些對人體不利的因子，如豆類中的寡糖、使人胃脹氣的產氣化合物等。微生物新陳代謝時產生的不少代謝產物，多數有調節人體生物功能的作用，能抑制體內有害物的產生。

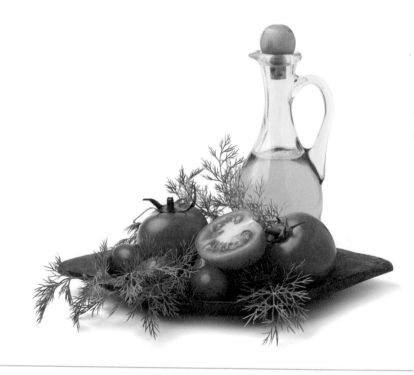

而且，食物發酵時，微生物分泌的「酶」能分解細胞壁，提高營養素的利用程度。比如，肉類和奶類等動物性食品，在發酵過程中可將原有的蛋白質進行分解，易於消化吸收。

　　此外，微生物還能合成一些維生素B群，特別是維生素B_{12}這類動物和植物自身都無法合成的維生素。發酵食品一般脂肪含量較低，因為發酵過程中要消耗醣類的能量，對女性瘦身十分有益。

　　一般來說，適宜女性常吃的發酵食品主要有穀物發酵製品、豆類發酵製品、奶類發酵製品三類。

一、穀物發酵製品

　　穀物發酵製品主要有甜麵醬及米醋等食品，它們當中富含蘇氨酸等成分，可以防止記憶力減退。另外，醋的主要成分是多種胺基酸及礦物質，它們也能達到降低血壓、血糖及膽固醇之效果。

二、豆類發酵製品

　　豆類發酵品包括豆瓣醬、醬油、豆豉、豆腐乳等。發酵的黃豆含有豐富的抗血栓成分，它可以有效地溶解血液中的血栓等物，達到預防動脈硬化、降低血壓之功效。豆類發酵之後，能參與維生素K合成，可使骨骼強壯，防止骨質疏鬆症的發生。

三、奶類發酵製品

　　優酪乳類發酵製品含有乳酸菌等成分，能抑制腸道腐敗菌的生長，還含有可抑制體內合成膽固醇還原酶的活性物質，又能刺激人體免疫系統，有效地預防癌症。經常飲用優酪乳，可以增加營養，防治動脈硬化、冠心病及癌症，降低膽固醇。

　　此外，利用乳酸菌來發酵的食品均可調整腸腔內菌群的平衡，

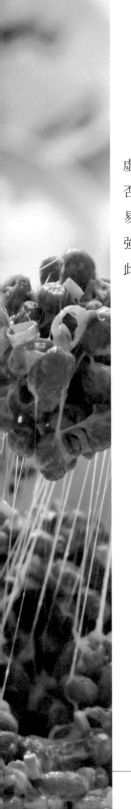

增加腸蠕動，使大便保持通暢，預防大腸癌等的發生。此外，優酪乳能有效地控制血壓的「上升」，防止動脈發生硬化，保護心臟。

中醫認為，發酵食物通常保存在陰涼處，本質陰冷，因此體質偏虛冷、腸胃道功能本來就不好的人，不適合長期、大量地吃發酵食物，否則容易增加腸胃負擔，引發腸胃疾病。再加上發酵食物具★發性（容易誘發舊病，加重新病之意），尤其是發酵時間不長的食物往往發性很強，因此有皮膚病或虛火大的女性都不宜吃發酵食物，以免加重症狀。此外，發酵食品多含鹽量較高，高血壓和心臟病患者也不宜多食。

★發性食物因人而異，大致分為三類：第一類是指某些動物性食品中含有的某些荷爾蒙，會促使人體內的某些機能亢進或代謝紊亂；第二類是某些食物中所含有過敏原，會使人引起疾病復發；第三類則是指某些刺激性較強的食物。

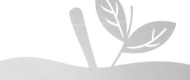

營養專家提醒您！

有研究表明，納豆有緩解女性更年期症狀的功效。納豆是經過蒸煮再發酵製成的黃豆加工品。黃豆的蛋白質因為發酵而分解，營養價值更易吸收，納豆還富含維生素B_2，比一般的黃豆含量多出4倍，是脂肪及糖分代謝所必需的維生素，對於防止肥胖、動脈硬化，降血脂，消除疲勞等都有直接的功效。納豆中所含的鋅及類黃酮素，能補充體內女性荷爾蒙不足，可以明顯改善更年期症狀，其所含鈣與維生素K2，還可以防止女性骨質疏鬆。

飲食7訣竅，延緩女性衰老

在如今這個以「瘦」為王道的時代，女性經常為了減肥而節食，這往往導致女性的身體難以獲得充足的營養，進而導致身體內部器官功能退化，最終加速女性身體的衰老。因此，女性不想過早衰老，每天一定要注意身體必需營養的攝取，保證身體內部的正常循環。

一般來說，只要女性遵循以下7個飲食訣竅，就能達到瘦身、延緩衰老的雙重功效。

一、一杯醋

每天一杯醋，既可消脂又能抗衰老。這裡的醋主要指果醋，果醋中所含的豐富有機酸可以促進人體內糖代謝，使肌肉中的疲勞乳酸和丙酮等被分解，從而消除疲勞。女性每日三餐可搭配喝點果醋，還能防止血管的硬化。

需要注意的是，果醋飲用過量會灼傷消化道，因此患胃潰瘍的女性最好不要喝果醋，以免加重病情。建議應將果醋稀釋，少量間隔飲用。

二、一杯鮮奶

女性每天飲用一杯鮮奶，能有效預防衰老。因為鮮奶中的鉀可使動脈血管在高壓時保持穩定，減少中風危險和防止動脈硬化；鮮奶中的鐵、銅、卵磷脂和維生素A能大大提高大腦的工作效率，還有美容功效；鮮奶中的鈣能鞏固骨骼和牙齒，減少骨質疏鬆症的發生；鮮奶中的鎂能使心臟耐疲勞；鮮奶中含有催眠物質L-色胺酸，可改善睡眠。

三、早晚各一杯白開水

早上一杯白開水可以清潔腸道，補充夜間失去的水分；晚上一杯白開水則能保證夜裡血液不會因缺水而過於黏稠，血液黏稠

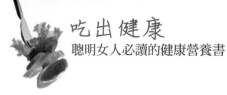

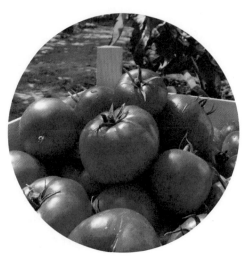
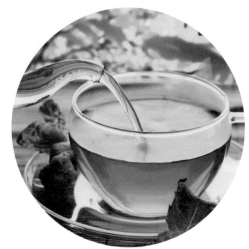

會使大腦缺氧、色素沉積，使衰老提前來臨，因此不該低估每
晚飲水的功用。

四、一片含多種維生素的維生素錠

許多女性為了減肥而節食，這使得身體難以獲得充足的營養，
因此女性，尤其是25歲以上的女性，一定要注意每天補充必需
的維生素和礦物質，尤其是維生素C、維生素E等具有抗衰老功
效的維生素。

五、一瓶礦泉水

每天飲用一瓶礦泉水，對女性有保健抗老的功效。礦泉水能補
充膳食中鈣、鎂、鋅、硒、碘等營養素的不足，此外，絕大多
數礦泉水屬微鹼性，適合於人體內環境，有利於人體維持正常
的滲透壓和酸鹼平衡，促進新陳代謝，加速緩解疲勞。

六、一杯茶

女性每天飲用一杯茶，可消脂瘦身，還能美容養顏。茶葉的天然成分——兒茶酚可以阻止有害蛋白累積，保護腦細胞，維持大腦認知能力。腦細胞衰老是由神經細胞死亡、誘病基因、暫時性缺血中風、有害蛋白累積量增加等多重原因造成的，這些通常會導致癡呆。而喝茶可以提神醒腦，促進新陳代謝，減緩衰老。如果胃沒有毛病，喝綠茶和烏龍茶最好。

七、一個番茄或一錠維生素C

在水果和蔬菜中，番茄是維生素C含量較高的一種，所以女性每天至少吃一個番茄，就可滿足人體一天所需的維生素C。如果女性工作繁忙沒時間吃番茄，則至少要每天喝一杯用維生素C調製的飲品。

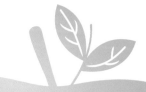

營養專家提醒您！

韓國人餐桌上最常見的韓國泡菜（辣白菜）含有大量的辣椒素，能促進脂肪燃燒，降低膽固醇，還能促進胃酸分泌，有助消化吸收，**因此，泡菜被韓國女性視為維持身材的祖傳祕方。**研究證實，吃韓國泡菜不僅能攝取豐富的膳食纖維，且微生物中的植酸酵素因發酵而被活化，可將蔬菜中80％～90％的植酸分解，而乳酸菌也會產生小分子的有機酸，有利人體對礦物質如鐵、鋅等的吸收，有效延緩衰老。

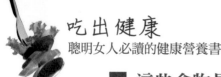
■ 這些食物最能緊致肌膚

光滑緊致的肌膚是「年輕」的象徵，但隨著年齡的增長，衰老還是會不可避免的到來。我們當然無法逆轉時光，做個不老精靈，但這並不代表我們不能透過努力來增加青春的長度，讓皮膚鬆弛來得慢一些，而生活中很多簡單的食物就能幫我們實現這個願望。

一、魚肉

要想擁有年輕、緊繃的皮膚，沒有比吃魚肉更有效的方法了。魚肉中含有的化學物質，能讓表皮下的肌肉發揮作用，使肌肉更加緊致，皮膚也就自然緊繃而富有彈性了。

二、橄欖油

橄欖油能幫助我們從食物中吸收ω-3脂肪酸和維生素，以及更多營養成分。ω-3脂肪酸能強化圍繞於每一個細胞周圍的細胞膜，使細胞獲得充分滋養，同時能有效地把細胞內的廢物排出。它能使真皮層分泌出更強而有力的膠原和彈性纖維，幫助消除皺紋和細紋，並挺實漸呈鬆弛的皮膚。

不妨用橄欖油替代日常的食用油烹調食物，不僅營養健康還能保持身材。

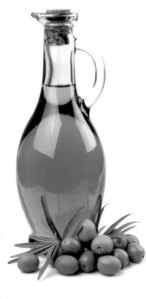

三、大豆、扁豆類

如果妳想維持皮膚的良好狀態，或者保持體重，那大豆和扁豆都是妳可以信賴的好朋友。和含醣以及含有大量澱粉的食物不同，豆類含醣量非常低，不會導致血糖的快速上升。它們性質溫和，還能預防皮膚晦暗、乾燥，有效抵抗皺紋，皮膚鬆弛，以及發胖。

四、綠色食物

這裡的綠色食物是指剛發芽的穀物草比如大麥草和小麥草，這

類植物製成的健康食品一直都很流行。從營養角度來說，穀物草是深綠多葉蔬菜的近親，但是它們能提供更高的「營養密度」，同樣重量的濃縮穀物草含有的有益植物營養素比綠色蔬菜高出很多，它們還能幫助身體排毒，保持皮膚的純淨，讓妳容光煥發。

五、豬骨湯、牛骨湯、雞皮、雞骨湯等

這些食物可增強皮膚的彈性。人體皮膚分為表皮、真皮、皮下組織三層，影響皮膚美容的主要是真皮。真皮是由彈性纖維構成的，而組成彈性纖維的最主要物質是軟骨素，人體內如若缺乏這種軟骨素，皮膚即失去了彈性，出現皺紋。所以，多吃些含硫酸軟骨素豐富的食物，就可以延緩皺紋的產生，使皮膚保持彈性和細致。

營養專家提醒您！

很多女性朋友不喜歡吃豬皮，但其實豬皮是很好的除皺食物，它能增強皮膚貯水功能低下的組織細胞活力並促進膠原蛋白的合成，透過體內與膠原蛋白結合的水去影響某些特定組織的生理功能，達到滋潤肌膚、消減皺紋的目的。

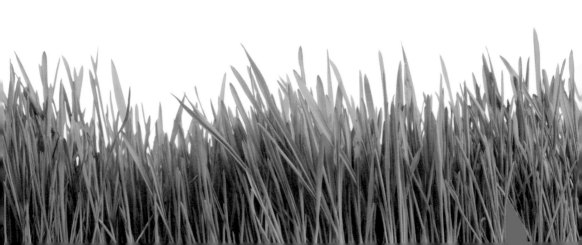

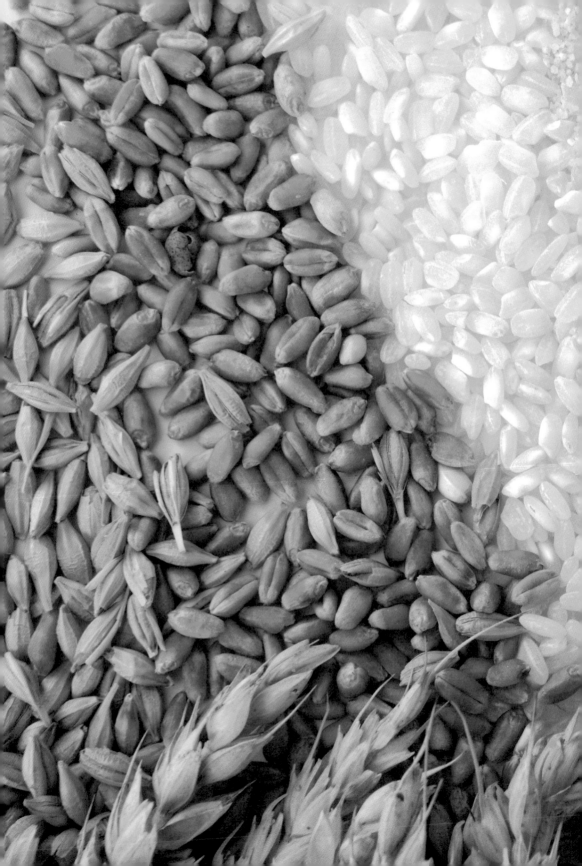

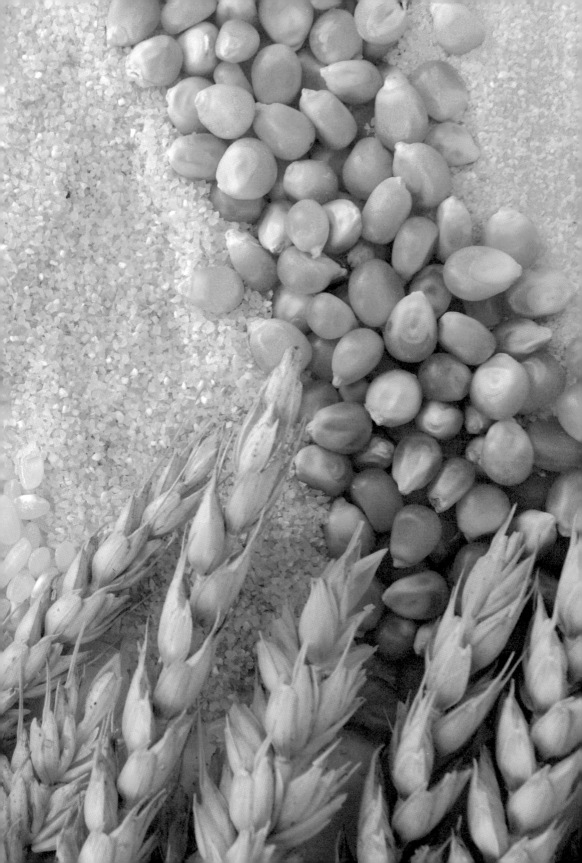

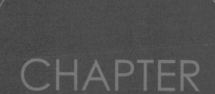

CHAPTER 5

特殊時期給自己
特別的 營養呵護

■ 飲食看年齡，越活越美麗

飲食也與年齡有關嗎？

答案是肯定的，比如妳在20歲的時候吃冷飲喝冰啤酒可能不會有什麼不適，但如果到了40歲妳再這樣吃，身體很可能就會出狀況。所以，不同的年齡階段就要有不同的飲食方案，這樣才能做個永遠美麗、有風韻的女人。

第一階段：15～25歲

這一時期正是女性月經來潮、生殖器官發育成熟的時期，隨著卵巢的發育和荷爾蒙的產生，皮脂腺分泌物也會增加，因此要使皮膚光潔紅潤而富有彈性，就必須攝取足夠的蛋白質、脂質及多種維生素，如白菜、韭菜、豆芽、瘦肉、豆類等，同時，注意少吃鹽，多喝水，這樣既可防止皮膚乾燥，又可使尿液增多，有助於脂質代謝，減少臉部滲出油脂。

第二階段：25～30歲

此時女性額頭及眼下會逐漸出現皺紋，皮下的油脂腺分泌減少，皮膚光澤感減弱，粗糙感增強。所以在飲食方面，除了吃清淡食物、多飲水的良好飲食習慣外，要特別多吃富含維生素C和維生素B群的食品，如薺菜、胡蘿蔔、番茄、黃瓜、豌豆、木耳、牛奶等。

第三階段：30～40歲

此時女性的內分泌和卵巢功能逐漸減弱，皮膚易乾燥，眼尾開始出現魚尾紋，下巴肌肉開始鬆弛，笑紋更明顯，這主要是體內缺乏水分和維生素的緣故。因此，這一時期要堅持多喝水，最好早上起床後喝一杯（200～500毫升）溫開水。

飲食中除堅持多吃富含維生素的新鮮蔬菜瓜果外，還要注意補充富含膠原蛋白的動物蛋白質，可吃些豬蹄、豬皮、雞爪、魚、瘦肉等。

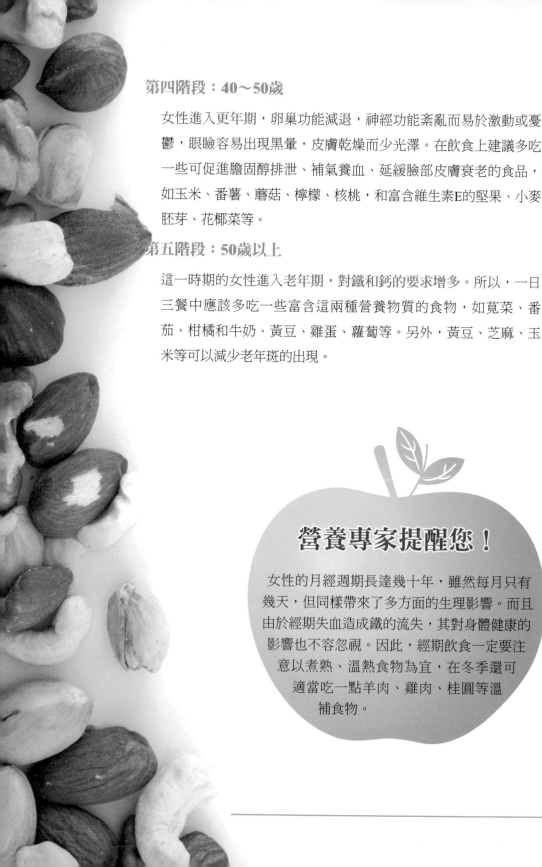

第四階段：40～50歲

女性進入更年期，卵巢功能減退，神經功能紊亂而易於激動或憂鬱，眼瞼容易出現黑暈，皮膚乾燥而少光澤。在飲食上建議多吃一些可促進膽固醇排泄、補氣養血、延緩臉部皮膚衰老的食品，如玉米、番薯、蘑菇、檸檬、核桃，和富含維生素E的堅果、小麥胚芽、花椰菜等。

第五階段：50歲以上

這一時期的女性進入老年期，對鐵和鈣的要求增多。所以，一日三餐中應該多吃一些富含這兩種營養物質的食物，如莧菜、番茄、柑橘和牛奶、黃豆、雞蛋、蘿蔔等。另外，黃豆、芝麻、玉米等可以減少老年斑的出現。

營養專家提醒您！

女性的月經週期長達幾十年，雖然每月只有幾天，但同樣帶來了多方面的生理影響。而且由於經期失血造成鐵的流失，其對身體健康的影響也不容忽視。因此，經期飲食一定要注意以煮熟、溫熱食物為宜，在冬季還可適當吃一點羊肉、雞肉、桂圓等溫補食物。

■ 補對營養素，愉快度過月經期

　　月經是每個女人都要經歷的，經前不適的女性族群高達80％左右：腹痛、胸悶、煩躁、長痘痘……每個月月經造訪前總有那麼幾天，各種討厭的症狀群起而攻之，叫人不勝煩惱。

　　營養專家發現，經前不適與營養素的缺乏有關，只要補充相應的營養素，女性朋友就能輕鬆愉快地度過這段時間。

一、腹痛

　　有的女性朋友在經前一個星期就會感覺到斷斷續續的腹痛，當臨近經期的2～3天，這種疼痛就變得更加劇烈，有的人甚至會到了疼痛難忍的地步。

　　缺乏元素：ω-3脂肪酸。

　　腹痛是最為常見的經前問題，如果女性在每天的飲食中多攝取一些ω-3脂肪酸就能緩解40％的腹痛，因為ω-3脂肪酸能減少女性體內一種荷爾蒙的分泌，而這種荷爾蒙可能在經前期加劇子宮收縮引起腹痛。ω-3脂肪酸還能緩解因經前症候群引起的焦慮。

　　推薦食物：深海魚類，如鮭魚、鮪魚、鯖魚。

二、痘痘

　　有的女性朋友每個月月經來前臉上會準時長出小痘痘。

　　缺乏元素：鋅。

　　長痘痘是女性最煩惱的事，一項研究表示，不長痘痘的女性體內鋅的含量明顯比長痘痘的女性高。鋅能阻礙一種酶的生長，這種酶能夠導致皮膚發炎和感染；此外，鋅還能減少皮膚油脂

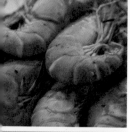

分泌，減少感染機會。所以要消滅小痘痘，給自己補點鋅吧！

推薦食物：牛肉、小羊肉、蝦、南瓜。

三、喜怒無常

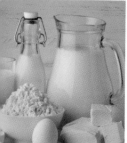

有的女性朋友每次月經前都會變得喜怒無常，容易哭泣、抑鬱，情緒波動很大，有時連自己都不明白為什麼會這樣。

缺乏元素：維生素B群。

研究表示，那些攝取了足夠維生素B群的女性，在經前能夠保持情緒的穩定，這是因為維生素B群能幫助合成提升情緒的神經傳遞素。

推薦食物：花椰菜、胡蘿蔔、香蕉。

四、愛吃甜食

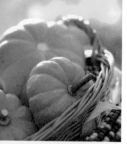

有的女性朋友總是會在經前一週發胖，因為她們在這個時候特別容易覺得餓，而且對甜食有強烈的渴望。

缺乏元素：鈣。

經前攝取鈣的女性，饑餓的感覺會降低48％，因為這時女性荷爾蒙的分泌增加，阻礙了鈣在血液中的溶解；因為缺鈣，女性的情緒也更容易起伏，情緒不好的女性便容易透過暴飲暴食來發洩不快。透過補充含鈣高的食物，可以緩解經前饑餓的症狀，同時還能緩解經前頭痛，消除身體水腫。

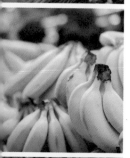

推薦食物：牛奶、豆類、蝦米。

五、失眠，睡眠品質不高

有的女性朋友經前一週就開始失眠，即使睡著了也很容易驚醒，這段時間總覺得疲憊不堪，體力不支。

缺乏元素：色胺酸。

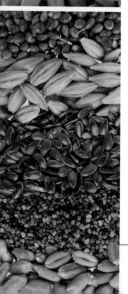

因為荷爾蒙的變化，大約有60％的女性在經前一週都不容易入睡，而色胺酸能有效提高睡眠品質，身體會利用色胺酸來產生一種血清素幫助妳安然入睡。

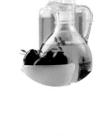

推薦食物：魚類、肉類、奶類、香蕉、芝麻、南瓜子、山核桃。

六、胸部不適

有的女性朋友經期前會發現胸部變硬，乳房脹痛到一點都不能碰。其實這也是經前症候群的常見症狀之一。

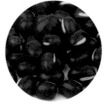

缺乏元素：維生素E。

攝取適量維生素E的女性，經前胸部不適會降低11％。這種營養物質能減少前列腺素的產生，而前列腺素是一種能引發一系列經前疼痛的物質。攝取適量維生素E還能緩解腹痛。

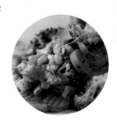

推薦食物：植物油、芝麻、全穀類。

營養專家提醒您！

少女月經初潮時，卵巢尚未發育成熟，因而不能充分地分泌女性荷爾蒙，從而使鈣質的吸收利用受阻礙，進而引起子宮肌肉或身體某些部位痙攣，嚴重時還會引起全身抽筋現象，所以，少女初潮前後應注意補鈣，以減輕或消除上述現象。

■ 孕媽咪的3階段食補計畫

　　孕婦的食補計畫可分為3個時期，每個時期的營養需要是不同的，下面我們分別予以介紹。

一、初期：前3個月

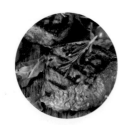

　　這時期胎兒生長速度緩慢，因此孕婦每日所需的熱量可維持與孕前相同即可，總熱量大約是1500～2000大卡。由於懷孕期間受內分泌及精神因素影響，往往伴有輕度噁心、嘔吐、厭食、偏食等症狀，影響消化吸收，脾胃功能降低，因此孕婦要以健脾和胃易消化的食物為主，避免油膩，少量多餐。

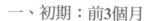

健脾和胃的食品包括：豆干、滷蛋、糖炒栗子、蘋果、山楂、番茄、茄子、莧菜等，這些食物中含有豐富的蛋白質、維生素C。另外，建議在懷孕的初期，可以加強葉酸的補充，其主要的來源為綠葉菜類、豆類、糙米、全麥、柳橙等食物。

二、中期：第4至7個月

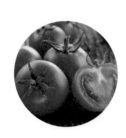

　　此時期每日可增加約300大卡的熱量。這個階段的胎兒，身體各組織迅速發育，體重、身長增長較快，出現胎動，可聽到胎音。據統計，此時期胎兒每日增重10克，需大量蛋白質構成肌肉和筋骨，尤其是骨骼和大腦的生長需補充大量的磷、鈣，還必須確保攝取一定量的碘、鋅及各種維生素。而母親也需要蛋白質供給胎盤及乳房。

此階段孕婦應以補氣養血為主。主食可多樣化，除吃一般米麵食品外，還可用小米煮食來補中益氣、調養胃氣；大麥蒸飯可養五臟、壯血脈。

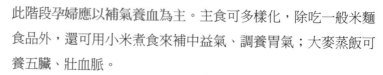

副食中益氣養血的食物有很多，如雞肉、雞蛋、鵪鶉蛋、花生、山藥、豆製品、黃豆、蝦等均為補氣之品；豬肝、雞肝、牛肉、牛奶、鱔魚、金針花、菠菜、龍眼等皆為養血之物。以

上這些都是高蛋白、低脂肪的食物，並含有人體所需的各種礦物質、維生素，如小麥、小米在糧食中含鋅量較高；菠菜、金針花中含鐵量較高。

平時應多吃蔬菜、水果。為了確保營養，孕婦從孕期第4個月起，可逐漸加服鈣片、魚肝油、葉酸、維生素B_1，但應適量。

三、後期：臨產前2個月

此時期胎兒體重增加很快，母體要儲備營養為分娩做準備，所以此時期要求孕婦的食物營養要更豐富，品質更高。

孕婦需要補氣、養血、滋陰，可選用海參、墨魚、蚌肉、淡菜、銀魚、瘦豬肉、銀耳、桑葚等食品。

若孕婦有水腫、高血壓，應採用少鹽或利尿膳食，如紅豆粥、冬瓜湯、鯉魚湯，同時輔以蛋類、肝類及水果、蔬菜食用。

若血色素在8～9克／100毫升時，則要多吃蛋黃、豬肝、豬血、牛肉、紅豆、油菜、菠菜、芥菜、紅莧菜等含鐵量高的食品。也可採用大棗與花生或大棗與小麥煮食的傳統食療方，用以補血。

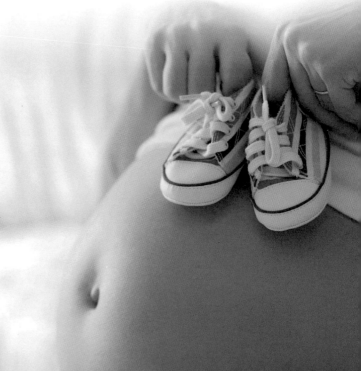

孕婦若發生手足抽搐，則是因為缺鈣及維生素B_1，必須在其膳食中多配一些乳類、黃豆、蝦米、海帶、糙米等食品。麥麩皮中維生素B_1、維生素E含量很高，所以也可常用麥麩皮煮水喝。另外，也要適量的接觸陽光，以提高體內維生素D的含量，幫助鈣質的吸收。

妊娠後期往往出現便祕，孕婦除了多吃一些油菜、芹菜等含纖維多的蔬菜外，還要吃一些清熱生津的水果蔬菜，如蘋果、番茄、茄子、香蕉、絲瓜、枇杷、龍眼、葡萄、甜橙等，並且多飲水。高纖維食物可增強腸蠕動，而清熱生津食物可去腸熱，並以津液潤滑腸道，利於大便的排出。

臨產階段，由於孕婦體力消耗較大，如進食不足，將影響子宮收縮力和產程的正常進展，所以在將產時更須進食，這樣能氣充膽壯。此時食用補氣易消化的食物，如母雞汁煮粳米粥、桂圓鵪鶉蛋花湯等，能補虛溫中，營養豐富。

營養專家提醒您！

女性在孕期要注意補充銅元素。因為母體缺銅，會使胎膜的韌性和彈性降低，容易造成胎膜早破而流產或早產；同時，缺銅還會影響胎兒的正常發育，有可能造成胎兒畸形或先天性發育不足，並導致新生兒體重減輕，智力低下及缺銅性貧血。

因為銅在人體內不能儲存，所以孕婦要每天從食物中攝取銅元素。富含銅元素的食物有很多，如動物肝臟、水果、海產、紫菜、巧克力等都含有較豐富的銅，全穀雜糧、堅果和豆類等也是較好的來源。

■ 孕期水腫，飲食來幫忙

由於內分泌的改變、胎兒發育、子宮增大，壓迫下肢，使血液回流受影響，孕婦在懷孕時脖子、腳、腿、肚子兩側、外陰等部位會出現不同程度的水腫，最容易發生水腫的是孕婦的下半身，有時內臟也會水腫。尤其是進入懷孕第28週以後，孕婦每天要特別注意一下自己的腳和腿，看看有沒有水腫的發生，具體檢查方法是：將大拇指壓在小腿脛骨處，當壓下後，皮膚會明顯地凹下去，而不會很快地恢復，即表示有水腫現象。如果孕婦需要長時間站立工作、來回走動，或保持同一姿勢不變，更容易引起水腫。

透過飲食的調整，可以幫助緩解水腫。

一、多補充蛋白質

吃足夠量的蛋白質，保證每天攝取含有豐富的優質蛋白質的畜、禽、肉、魚、蝦、蛋、奶等動物類食物及豆類食物。貧血的孕婦，每週還要進食2～3次動物肝臟以補充鐵，因為貧血及營養不良是病理性水腫的原因之一。

二、蔬菜水果不能少

蔬菜和水果中含有人體必需的多種維生素和礦物質，可以提高人體抵抗力，加強新陳代謝，還具有解毒利尿等作用。

三、不要吃過鹹食物

一般孕婦每日的鹽攝取量建議為7～10克，女性在孕期應適當控制鹽分的攝取，不要吃過鹹食物：食鹽、醬油等調味料；醃製食品；蜜餞、廣式話梅等零食；薯片、蝦條等膨發食品。出現孕期水腫現象時，可選用低鈉鹽，這可使孕婦在同等鹹度內，攝取鈉離子的量明顯少於一般食鹽，可以改善體內液體不正常滯留的情況（腎小管對鈉的吸收增加，便會導致鈉離子滯留細胞引起水腫），減少鈉的攝取能有效緩解水腫症狀。

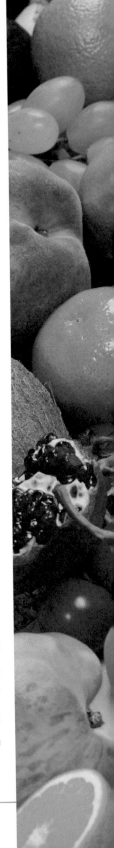

四、不要吃難消化和易脹氣的食物

少吃或不吃難消化和易脹氣的食物，如油炸的糯米糕、番薯、洋蔥、馬鈴薯等，以免引起腹脹，使血液回流不順，加重水腫。

此外，女性在孕期不能因擔心水腫而不敢喝水，因為孕期下肢水腫是子宮壓迫或攝取太多鹽分（鹽分所含的鈉會使體內水分滯留）所造成的，並不是喝太多水的關係，所以準媽媽仍要適量喝水。喝水能促進新陳代謝、預防尿道炎，是有好處的。

而除了上述建議的飲食原則外，也可以攝取以下建議的食物，亦能對緩解孕期水腫有所幫助。

一、冬瓜

冬瓜是低熱量、水分多的蔬菜，其蛋白質、醣類和脂肪等含量低，還含有維生素B群、維生素C和鈣、鎂、磷、鐵、鋅等

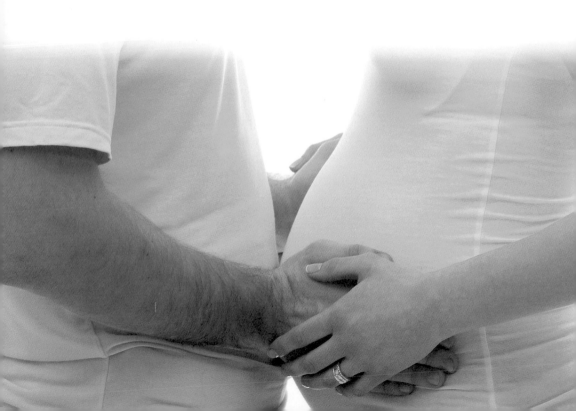

礦物質，其肉質細嫩，水分豐富，性寒味甘，有利尿消腫、祛濕解悶、解毒化痰、生津止渴等功效，對妊娠水腫及各種原因引起的水腫、肝炎、腎炎具有很好的食療效果。但由於冬瓜性涼，體質虛寒的孕婦不宜常吃，尤其是在冬春兩個季節不宜多吃。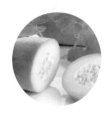

二、西瓜

西瓜能夠利尿、幫助消化、消水腫。西瓜94％以上都是水，可以幫助排出體內多餘的水分，使腎臟維持正常的運作，消除水腫的現象。西瓜中的鉀，有利尿的功能，但並不會造成頻尿，只會使女性每次的排尿量增多，使身體的毒素順利排出，水腫的症狀自然能得到緩解。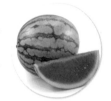

取西瓜汁、冬瓜汁各60毫升，蜂蜜50毫升，調勻後飲服，每日早晚各1次，連續飲用5～7天，消除孕期水腫的效果非常明顯。

三、紅豆

元代醫學家王好古說：「赤小豆消水通氣而健脾胃。」《藥性論》亦云：「治水腫皮肌脹滿。」現代醫學證實，紅豆含有較多的皂角苷，可刺激腸道，因此它有良好的利尿作用，能解酒、解毒，對心臟病和腎病、水腫有益。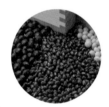

四、鯉魚

《本草綱目》中記載：「鯉，其功長於利小便，故能消腫脹、黃疸、腳氣、喘嗽、濕熱之病，煮食下水氣。」《本草拾遺》亦載：「鯉魚主安胎。胎動，懷妊身腫，為湯食之。」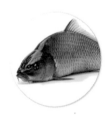

《外台秘要》記載了鯉魚紅豆湯：將紅豆約65克用水煮沸後，放入約500克重的鯉魚1條，一起煮熟，不加任何調料食用，每日1～2次。有明顯利尿消腫的效果，本湯亦可用於妊娠水腫。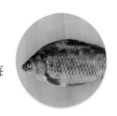

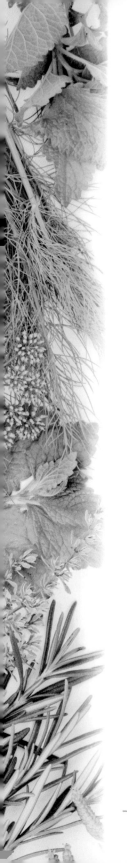

五、鯽魚

鯽魚具有健脾、利水、消腫的作用，也是水腫患者的食療佳品。鯽魚含有優質蛋白，能使血漿蛋白含量增加，改善血漿滲透壓，既補充了蛋白質，又有間接利尿的作用。

將紅豆與鯽魚一起煮湯，可充分發揮兩者的利尿消腫功效，緩解孕期水腫症狀。而為了更好地發揮紅豆鯽魚湯的食療功效，孕婦還應配合控制鹽分攝取。對體虛水腫的孕婦，可用鯽魚煨取濃湯食用，加冬瓜一起煮效果更好。

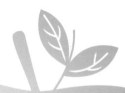

營養專家提醒您！

去除魚腥味是有技巧的。

1. 鯉魚魚腹兩側各有一條同細線一樣的白筋，去掉可以除腥味；在靠近鯉魚鰓部的地方切一個小口，白筋就顯露出來了，用鑷子夾住，輕輕用力，即可抽掉。

2. 將魚去鱗剖腹洗淨後，放入盆中倒一些黃酒，就能除去魚的腥味，並能使魚肉更加鮮美。

3. 鮮魚剖開洗淨，在牛奶中泡一會兒既可除腥，又能增加鮮味。

4. 吃過魚後，口裡有味時，嚼上三五片茶葉，立刻口氣清新。

■ 坐月子容易犯的飲食迷思

傳統觀念為產婦的飲食生活增加了很多規定，現在仍有八成產婦有傳統的錯誤觀念，這種觀念下的飲食方式，不但不能對產婦的體力恢復有任何幫助，還會加劇產婦的病痛，因此不能不防。

迷思1：產後多食母雞能強身增乳

在傳統的觀念中，母雞，尤其是老母雞，一直被認為營養價值高，能增加體質、增強食慾、促進乳汁分泌，是產婦必備的營養食品。但科學證明，多吃母雞不但不能增乳，反而會出現斷奶現象，其原因在於產後血液中荷爾蒙濃度大大降低，這時催乳素就會發揮催乳作用，促進乳汁分泌；但母雞體內含有大量的女性荷爾蒙，如果產後大量食用母雞，就會增加產婦體內女性荷爾蒙的含量，致使催乳素功能減弱甚至消失，導致斷奶。反觀公雞，其體內所含的男性荷爾蒙有對抗女性荷爾蒙的作用，因此會使乳汁增多，這對嬰兒的身體健康起著潛在的促進

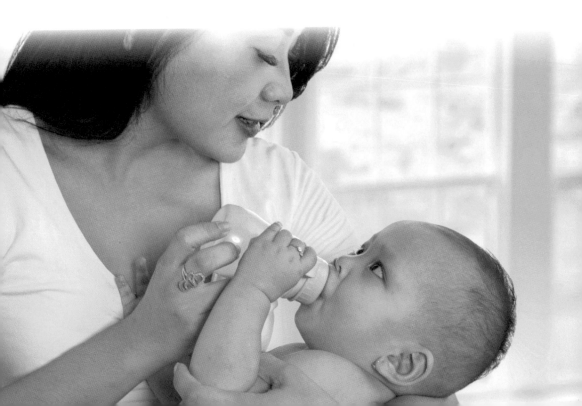

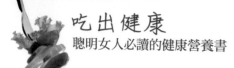

作用。且公雞所含脂肪較母雞少，吃後不易發胖，嬰兒也不會因為乳汁中脂肪含量多而引起消化不良、腹瀉，所以產後吃公雞對母子均有益處。

迷思2：產後宜多吃紅糖

紅糖是一種沒有經過精煉的蔗糖，其鐵鈣含量均較白糖高出2倍左右，其他礦物質的含量亦較白糖多。傳統中醫認為：紅糖性溫，有益氣、活血、化食的作用，因此長期以來一直被當作產後必不可少的補品。

但近年來的研究揭示，過量食用紅糖反而對身體不利，因為對於初產婦而言，產後子宮收縮較好，而紅糖有活血作用，如食用較多，易引起陰道出血增加，造成不良後果。所以產後紅糖不宜久食，食用10天左右即可。

迷思3：產後不可以吃蔬菜、水果

長期以來人們認為水果、蔬菜較生冷，產後進食會對胃腸產生不良影響，不宜食用。其實這是一種錯誤的看法！

產婦由於產時失血、生殖器損傷及產後哺乳等需要，應得到大量而全面的營養，其來源除了多吃肉、蛋、魚以外，蔬菜水果也是不可缺少的，應多吃含有大量維生素、礦物質、鈣、鐵、碘等的蔬菜水果，以達到營養均衡，如藕、黃豆芽、海帶、金針花、白菜、大棗、桂圓等。不過如果是梨等性味屬寒的食物，應少食用，以免引起腹瀉等症。

此外，產後並非吃得越多身體恢復越快、奶水越多，如果處理不當，反而會造成胃腸功能紊亂等症。另外，產婦活動較少，吃太多會引起肥胖，使媽媽們增添新的煩惱。

營養專家提醒您！

產後以雞蛋為主食是不正確的，因為單一的飲食，所含營養物質的種類畢竟是有限的，過多地食用雞蛋而忽視其他營養素的攝取，會導致消化功能紊亂和身體機能失調。產婦每週以2～3個雞蛋為宜，另外還要吃其他易消化且營養豐富的食品，如魚類、粥等。

■ 哺乳期，營養攝取最重要

女性生下寶寶之後的第一件大事就是哺乳，哺乳需要消耗大量的熱量和各種營養素，此外，母親還要逐步補充由於妊娠、分娩所耗損的營養儲備，也要承擔撫養嬰兒的重擔。因此哺乳期的膳食搭配格外重要，要做到種類多樣、數量充足、營養價值高，以確保嬰兒與乳母都能獲得足夠的營養。

一、飲食要均衡

女性哺乳期的飲食首先應該儘量做到食物種類齊全，不要挑食，數量要相應地增加，以保證能夠攝取足夠的營養素。除了主食吃穀類食物，副食應該多樣化，一日以4～5餐為宜。產後媽媽膳食中的主食不能單一，更不能只吃飯麵，應該粗細糧搭配，每天食用一定量全穀類，再適當調配些雜糧、燕麥、小米、紅豆、綠豆等。這樣做可保證各種營養素的攝取，還可提高蛋白質的營養價值。

二、補充優質蛋白質

哺乳期的女性要確實攝取充足的優質蛋白質。動物性食品如雞蛋、禽肉類、魚類等可提供優質蛋白質，宜多選用。產後媽媽

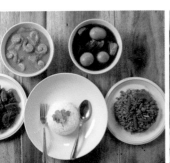
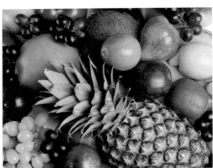
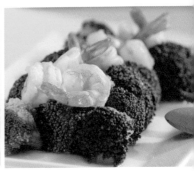

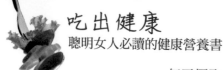

每天攝取的蛋白質應保證有1/3以上來自動物性食品。大豆類食品能提供品質較好的蛋白質和鈣質，也應充分利用。

三、多吃含鈣豐富的食物

女性在哺乳期對鈣的需求量大，需要特別注意補充。乳及乳製品（如牛奶、優酪乳等）含鈣量最高，並且易於吸收利用，每天應攝取一定數量。小魚、小蝦含鈣豐富，可以連骨帶殼食用。深綠色蔬菜、豆類也可提供一定數量的鈣。

四、多攝取含鐵的食物

為了預防貧血，女性在哺乳期還應多攝取含鐵高的食物，如動物的肝臟、肉類、魚類、某些蔬菜（如油菜、菠菜等）、黃豆及其製品等。

五、多吃新鮮蔬菜、水果和藻類

女性在哺乳期應攝取足夠的新鮮蔬菜、水果和海藻類，這非常重要。新鮮蔬菜和水果含有多種維生素、礦物質、纖維素、果膠、有機酸等成分，海藻類還可以供給適量的碘，這些食物可增加食慾，防止便祕，促進乳汁分泌，是產後媽媽每日膳食中不可缺少的食物，每天要攝取5份以上。產後媽媽還要多選用綠葉蔬菜。

另外，女性在哺乳期還要少吃鹽漬食品、刺激性大的食品（如某些辛香料）、被汙染的食品。還有，母親吸菸、飲酒、喝咖啡或長期服用某些藥物，都會透過乳汁影響嬰兒的健康，需特別加以注意。

營養專家提醒您！

哺乳期所吃的食物要注意烹調方法，對於畜、禽、魚類的烹調方法以煮或燒為最好，少用油炸。需要經常攝取一些湯汁以利乳汁分泌，如雞、鴨、魚、肉湯，或以豆類及其製品和蔬菜製成的菜湯等，這樣既可以增加營養，還能補充水分，促進乳汁分泌。

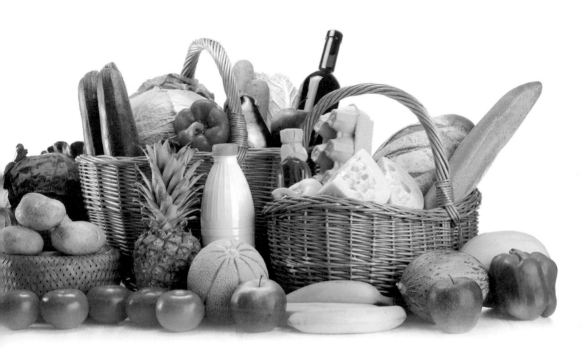

　　總括來說，女性在哺乳期每日熱量攝取應增加500大卡，蛋白質、
脂肪、醣類的占熱比率為：蛋白質15%～20%，脂肪25%～30%，醣類
50%～60%。照一些飲食習俗，在產後1個月中不難達到上述要求，甚
至有人每日食用很多雞蛋；但在1個月後，就應回到孕前水準，將這些
優質食品分散在哺乳期幾個月中，這樣才能保證乳汁品質和嬰兒的生長
發育。

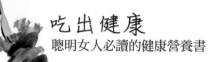
■ 吃得對，美麗度過更年期

　　更年期的定義是卵巢功能衰退降低到完全喪失的過渡期，一般發生在40～50歲，由於女性荷爾蒙逐漸停止製造，引起種種身心不適，老化徵兆也更明顯，因此一直被視為一道不易跨越的關卡，也是許多邁入中年的女性難啟齒的隱憂。

　　對於更年期的一系列症狀，除藥物治療和心理治療外，還可以根據不同症狀，選擇具有不同功效的食物進行調理，這對改善更年期身體的不適症狀、改善不良的精神狀態、延緩衰老及防治各種疾病都有較好效果。

一、怕冷

　　每到冬天會特別怕冷，還常伴有腰痛、夜尿頻、尿少、胸悶、氣短、睡眠不好、性冷感等症狀的更年期女性，應多吃富含鐵的食物，如瘦肉、魚、動物肝臟、家禽、蛋黃、豆類、芹菜、菠菜、香菇、黑木耳等。同時要重視飲食的良好搭配，多吃些富含維生素C的新鮮蔬菜和水果，以促進人體對鐵的吸收，提高身體的抗寒能力。中醫認為，怕冷是陽氣不足造成的，應該多吃些具有溫熱禦寒的食物，以利體內陽氣的補充。比如羊肉、蝦米、核桃、辣椒等，都有這方面的功能。

二、貧血

　　月經頻繁、經血量多引起貧血者，可選擇含鐵和蛋白質豐富的食物，如豬肝、雞蛋、瘦肉、豆類及含維生素C豐富的白菜、油菜、芹菜、胡蘿蔔、番茄、柑橘、山楂、鮮棗，並可選用具有健脾、益氣、補血功效的食物，如紅棗、桂圓、黑豆、黑芝麻、枸杞、紅豆等。這些食物可做成湯粥食用，如紅棗桂圓湯、紅棗紅豆粥等。

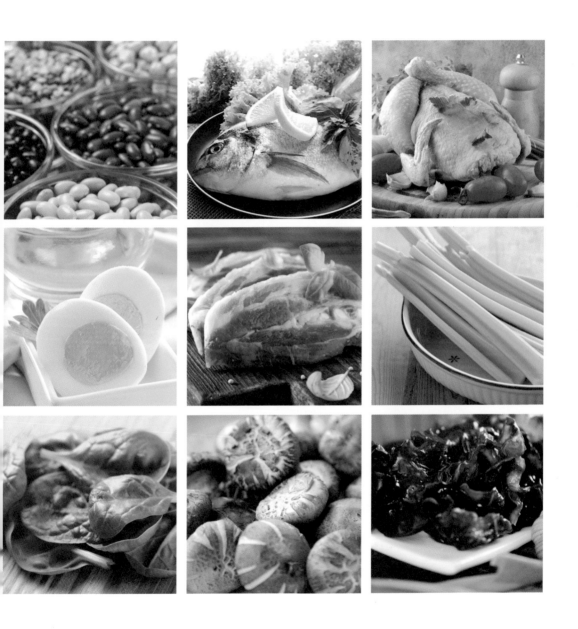

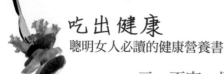

三、不安、煩躁、失眠

對更年期情緒不安、煩躁、失眠者可選擇含維生素B群豐富的食物，如玉米、小米、麥片、豆類和瘦肉。牛奶和小米中含色胺酸豐富，有鎮靜安眠功效；綠葉蔬菜和水果中也含有維生素B群，這些食品對維持神經系統的正常功能，減輕疲倦、失眠症狀，促進消化吸收都有作用。

四、身體發胖、膽固醇增高

身體發胖、膽固醇增高者，應選擇食用優質蛋白質和含膽固醇低的食物，如瘦肉、魚類，多吃豆類及其製品。豆類含有豐富的鈣、磷、鐵和維生素B_1、B_2，研究認為，黃豆中所含的女性荷爾蒙，可消除緊張、失眠、盜汗等症狀；黃豆所含的亞麻油酸還具有降低膽固醇的作用。另外也應多吃含纖維素豐富的蔬菜；含硼豐富的食物，可減少停經期婦女體內鈣的流失，減緩陰道萎縮的進度和骨質疏鬆。含硼豐富的食物有蘋果、花生、核桃、瓜子、葡萄乾、紅豆以及綠色蔬菜等。少吃甜食和油炸食品。

另外，更年期女性一定要遠離菸、酒和咖啡，常喝酒或酗酒會影響神經、循環、消化和呼吸系統，會加重更年期症候群的不適症狀。茶和咖啡都含有咖啡因，能興奮大腦皮質，雖能振奮精神，但也影響睡眠，因此，飲茶和咖啡切忌過濃、過量。

營養專家提醒您！

更年期選擇補藥也要對症。西藥類的補藥有維生素類、葡萄糖類、各種蛋白製劑、血漿製品、各種酶類、酊類等，這都應在專業醫護人員的指導下使用。中藥類的補藥可根據人體的不同症狀選用。

此外，為減輕更年期症狀，還應避免吃過鹹的食物和辛辣刺激性食物。

總體來說，更年期女性在飲食上要「四捨五入」。

一、四捨

減少飽和脂肪酸、膽固醇、鹽、酒的攝取量。

二、五入

◆ 適量補充富含胡蘿蔔素和維生素C、E的食物。

◆ 多攝取含纖維豐富的食物，如全穀類、豆苗、蘿蔔、海藻、葉菜類、青椒、蘋果、橘子等。

◆ 多喝水，適當多吃些食用醋。

◆ 大量攝取含鈣高且好吸收的食物，如牛奶、骨頭湯等。

◆ 多吃豆製品。

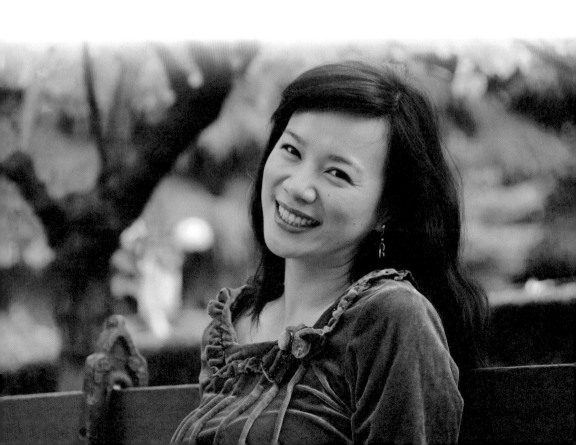

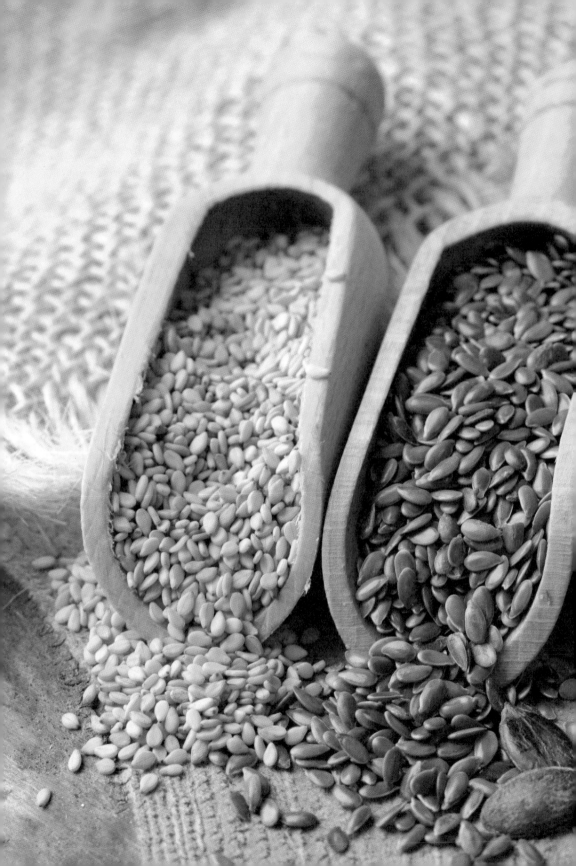

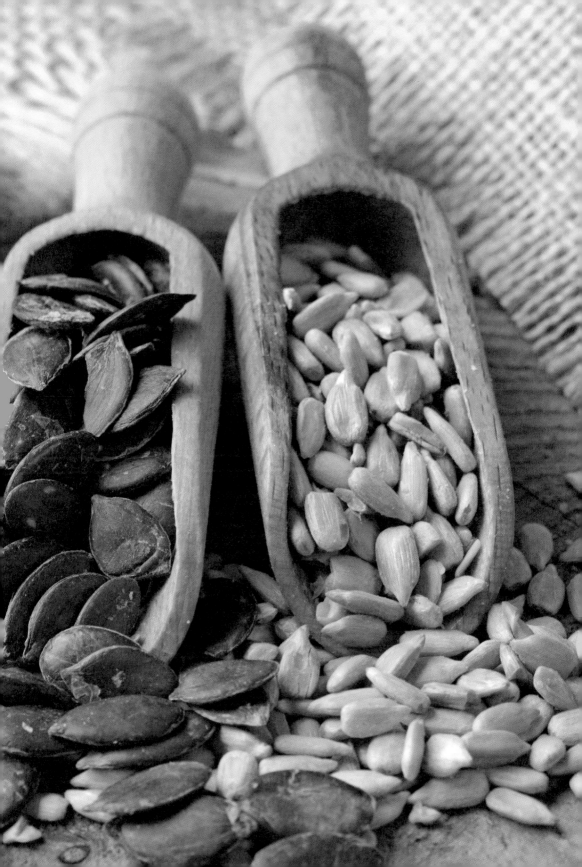

CHAPTER 6

婦科疾病不惱人，做自己的營養醫生

■ 月經不順的營養調理

月經不順是一種女性常見疾病，多見於青春期女性或更年期婦女，是指月經週期、經血量、經血色、經血質等方面出現異常的一系列病症。

造成月經不順的原因很多，如氣候、環境變化、過度勞累、精神狀態等。飲食不當也是導致月經不順的一個重要因素，如食用生冷食物、辛辣食物及偏食引起的營養不良等均可導致月經不順。吸菸也與月經不順有關，成年女性抽菸過多可能會造成月經稀少或閉經，嚴重的甚至影響受孕；長期吸菸還會使更年期提前到來，並使更年期後的骨質疏鬆症狀更加嚴重。

月經不順分為幾種不同的類型，其調理方法也各不相同，為了方便大家更好地瞭解，下面我們用表格的形式為大家呈現出來。

月經不順的不同類型及營養調理方法

類型	症狀	營養需求
月經提早	月經週期提前7天以上，甚至10餘日以上，連續2個月以上者。	忌吃辛辣上火之物，宜吃瘦肉、豬肝、黑木耳、鮮牛奶、藕等；平時吃馬鈴薯、紅棗粥以加強營養。
月經延遲	月經週期延後7天以上，甚至40～50天（大於35天，小於3個月），連續2個月以上者。	加強營養，以滋陰、補血食品為佳。食慾良好者可吃鱉甲、淡菜、瘦肉等食品；食慾欠佳者，則應以素食為主，可吃冬菇、木耳、新鮮蔬菜等，忌辛辣、油膩之食物。 平時飲食以溫熱為宜，即使夏日，經期期間亦須忌食生冷瓜果。 忌吃阻礙氣體運動之物，如豆類、山芋等物。

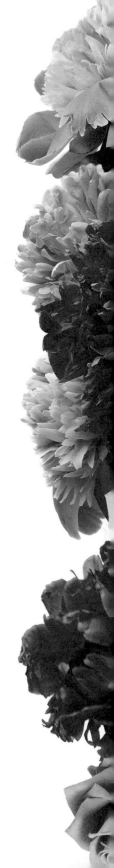

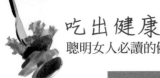
類型	症狀	營養需求
月經先後無定期	月經提前或延遲超過7天，連續2個月以上者。	在食慾良好的情況下，多吃滋補腎陰之物，如鱉甲、豬腰、禽蛋類、新鮮蔬菜等。 食慾欠佳者，飲食宜多樣化，應做到色、香、味俱佳以增進食慾。
月經過多	經血量較以往明顯增多，一般週期基本正常者。	經血紅、質地黏稠者，飲食以清熱補血之物為主，如瘦肉、豬肝、藕或藕汁、藕粉，均為止血涼血佳品，可多食用，忌吃辛辣上火之物。 月經量過多、顏色淡質稀者，飲食以補氣為主，如桂圓、大棗、雞湯等。 經血紫黑有血塊者，忌吃生冷、酸澀性食物。
月經過少	月經週期基本正常，經血量明顯減少；或者連經期也縮短不到2天，經血量也少者。	量少色淡、無血塊者，經痛時，可食用紅糖、當歸、白芍湯以養血止痛。同時應加強營養，多吃瘦肉、禽蛋類以及新鮮蔬菜、紅棗、紅豆粥等。

營養專家提醒您！

阿膠牛肉湯是一道滋陰養血、溫中健脾的藥膳，對氣滯血虛型月經不順有輔助療效。

材料：準備15克阿膠、100克牛肉、15毫升米酒和5克生薑。

作法：將牛肉去筋切成片，與生薑、米酒一起放入砂鍋中，加入適量水，用小火煮20分鐘之後，加入阿膠及調料，等到阿膠溶解之後，即可食用。

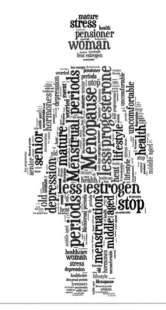

■ 痛經──營養飲食消除經期痛苦

　　有些女性每次月經來臨都要經過「出生入死」的考驗──「冒冷汗，四肢無力，腰痠腹痛，在床上打滾，甚至服止痛藥也不管用⋯⋯」痛經令眾多女性承受著難以言喻的痛苦。凡在月經前後或在月經期間出現腹痛、腰痠、下腹墜脹和其他不適，影響生活和工作者均為痛經。

　　痛經分為原發性和繼發性兩種，前者是指生殖器官無實質性病變引發的痛經，後者是由於生殖器官某些實質性病變而引起的痛經。一般認為子宮過度收縮是原發性痛經的關鍵因素，疼痛一般位於下腹部，也可放射至背部和大腿上部。有的痛經者可能會出現頭暈、低血壓、臉色蒼白、出冷汗等症狀，情況比較嚴重的則要去醫院治療。有不少粉領族痛經症狀比較嚴重，很可能與精神緊張、壓力過大、工作繁忙等因素有關。

　　不過，只要合理飲食就可以降低痛經發生的可能性。

一、消除痛經的營養方案

◆　痛經者在月經來潮前3～5天內飲食宜以清淡易消化為主，應避免進食生冷食品，因生冷食品會刺激子宮，使輸卵管收縮，從而誘發或加重痛經。要多喝水，每日飲水總量應該達到**2000**毫升。

◆　痛經者應保持大便通暢，盡可能多吃些蜂蜜、香蕉、芹菜、番薯等，因便祕會誘發痛經和增加疼痛感。

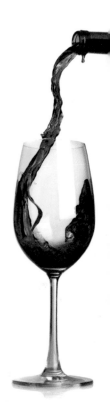

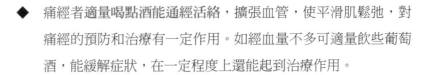

◆ 痛經者適量喝點酒能通經活絡，擴張血管，使平滑肌鬆弛，對
痛經的預防和治療有一定作用。如經血量不多可適量飲些葡萄
酒，能緩解症狀，在一定程度上還能起到治療作用。

◆ **痛經者平時飲食應多樣化，不可偏食**，應多食用具有理氣活血
作用的蔬菜水果，如薺菜、香菜、胡蘿蔔、橘子、佛手柑、生
薑等；身體虛弱、氣血不足者，宜常吃補氣、補血、補肝腎的
食物，如雞、鴨、魚、雞蛋、牛奶、動物肝腎、豆類等。

二、月經期忌吃食物

1. 生冷類

生冷類食物也就是中醫所說的寒性食物，如梨子、香蕉、荸
薺、石耳、石頭玉、地木耳，這些食物大多有清熱解毒、滋
陰降火的功效，在平時食用，都是有益於人體的；但在月經
期應儘量不吃或少吃這些食品，否則容易出現痛經，月經不
順等症狀。

2.辛辣類

如肉桂、花椒、丁香、胡椒等，這類食品都是香料，在平日做
菜時放一點調味可使菜的味道變得更好；可是，在月經期的婦
女卻不宜食用這些辛辣刺激性食品，否則容易導致痛經、經血
過多等症狀。

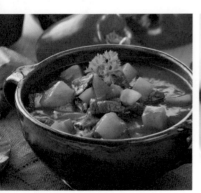
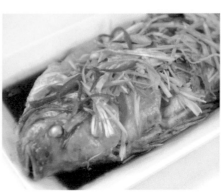
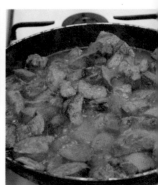

3.油炸食品

油炸食品是經期女性的一大禁忌，因為受體內分泌的黃
體酮影響，經期女性皮脂分泌增多，皮膚油膩，同時微
血管擴張，皮膚變得敏感，此時進食油炸
食品，會增加肌膚負擔，容易出現粉
刺、痤瘡、毛囊炎，還有黑眼圈。
另外，由於經期脂肪和水的代謝減
慢，此時吃油炸食品，脂肪還容易
在體內囤積。

營養專家提醒您！

紅花油可以消腫散瘀，是治療跌打損
傷的良藥。而紅花酒也可以消除體內
瘀血，從而減輕因瘀血而導致的痛經。
材料：18～30克紅花和300毫升蒸餾
白酒。
　作法：用白酒煎煮紅花，煎到液體
約為150毫升時即可，可分2次服
用。如果服用後疼痛不減，
可再服用一劑。

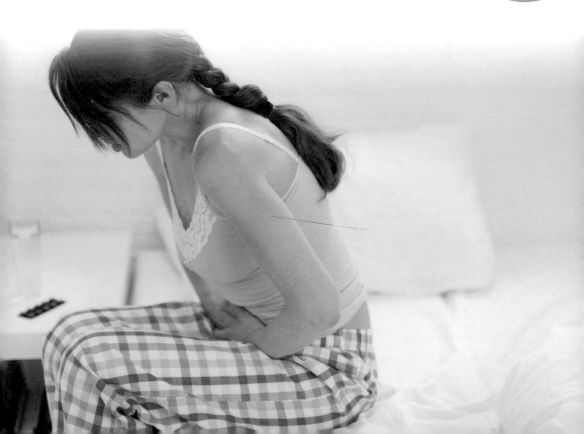

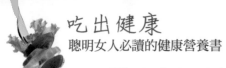

■ 白帶有異常，飲食來對付

　　白帶是女性除月經之外的另一位好朋友，也是判斷自身健康的一面鏡子。正常的白帶量少透明、黏滑、色白或黃白，當子宮、子宮頸、陰道出現病變或有其他原因時，白帶的量、顏色、黏稠度會發生變化，稱為白帶異常，中醫稱為帶下病。最常見的帶下病是帶下量明顯增多，色質異常，或有臭味，又稱帶下過多。各種生殖器官的炎症、內分泌功能紊亂、子宮黏膜下肌瘤、子宮頸癌等均可導致白帶過多。

白帶異常的原因

無色透明黏性白帶	與雞蛋清相似，或稍有混濁，但除白帶增多外，很少有其他症狀，這種白帶多見於慢性子宮頸炎、子宮頸發炎以及使用女性荷爾蒙後。
泡沫狀白帶	在公共澡堂洗澡，或使用過公用的浴巾、浴盆後，出現灰白或灰黃色泡沫狀白帶，且有酸臭味，這有可能是被傳染了滴蟲性陰道炎。
豆腐渣樣白帶	為黴菌性陰道炎特有。外陰和陰道壁常覆蓋一層白膜狀物，擦除後露出紅腫黏膜面，易感染黴菌，常伴有外陰搔癢及燒灼樣疼痛感。糖尿病人或孕婦應特別注意，因為孕婦和糖尿病人體質差，免疫力低下，容易引起黴菌感染。
黃色（胺性）白帶	大多為細菌感染引起。淋巴球菌、結核菌等都可能成為病因，梅毒螺旋體也會引起陰道的化膿性感染。當陰道排出大量有特殊氣味的白帶時，應懷疑是否有異物存在於陰道內，從而引起白帶增多，嚴重感染。
水樣白帶	惡性腫瘤或子宮癌、輸卵管癌等在早期會出現白帶增多的現象。

血性白帶	即白帶中混有血液。出現此白帶應警惕惡性腫瘤的可能，如子宮頸癌、子宮內膜癌、陰道腫瘤等。有些良性病變也可能出現此白帶，如老年性陰道炎、子宮頸糜爛等。
黃色黏液性白帶	見於子宮頸糜爛、慢性子宮頸炎等，是輕度感染引起的。
白色黏液性白帶	性狀與正常相同，量增多，這種白帶見於使用女性荷爾蒙之後或骨盆腔充血時，它是子宮頸腺體和陰道黏膜分泌增多引起的。

如果女性白帶明顯減少或缺乏，則會出現陰道乾澀、灼熱疼痛、性慾減退、進行性行為時有不適或困難等症狀，還可能伴有頭暈耳鳴，下肢痠軟無力，煩躁不安，毛髮稀疏等。

長期白帶過少，陰道自我防禦功能減弱，女性容易感染陰道炎。一般來說，白帶過少是由卵巢功能失調或減退，性荷爾蒙低下引起的，常見於流產次數較多、哺乳時間過長、受過精神創傷及各種慢性疾病，如慢性肝炎、慢性腎炎、糖尿病、甲狀腺功能衰退症等。進入更年期後由於卵巢逐漸萎縮、失去功能也可使白帶缺乏。對此，要積極治療，同時注意補充蛋白質、維生素，以增強荷爾蒙分泌。

一、白帶異常時的飲食建議

◆ **補充營養，增強體質**，多吃牛奶、雞蛋、豆漿、瘦肉、動物內臟等。

◆ 多吃具有健脾祛濕作用的食品，如山藥、扁豆、蓮子、白果、薏仁、蠶豆、綠豆、黑木耳、紅豆、核桃仁、淡菜、芹菜、豬肚、烏骨雞等。

◆ 黃帶、血性白帶異常為濕熱病，宜多喝湯水，食用清

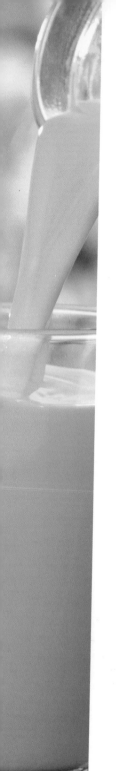

淡的食物，多吃新鮮蔬菜，如芹菜、荸薺、馬齒莧、蠶豆花、綠豆、木耳、鮮藕等。

◆ 不要食用糖分過高的食物，如糖果、蛋糕等，這些食物有可能使血糖升高，影響陰道酸度，使白帶分泌增多。

◆ 濕熱下注白帶發黃者不能攝取酒類、醋類、酸性食物以及辛辣刺激性食物，如辣椒、胡椒、蔥、薑，羊肉、公雞、黃鱔等溫熱性食物能助熱，食用後會使病情加劇。

◆ 如果白帶異常而且經常手腳冰涼就屬於腎虛型白帶異常，這時應該忌生冷瓜果、寒涼滑膩食物，如生菜、黃瓜、冬瓜、絲瓜、肥肉、冷飲等，也忌食鹹寒、醃製食物，如海產、紫菜、豆豉、醃臘製品、鹹菜等。

二、推薦的營養保健食品

1.牛初乳片（粉）

牛初乳片的免疫球蛋白G含量高。免疫球蛋白G是一種具有抗體活性的球蛋白，可抵抗病原感染，增強自身免疫力，加強微生態系統。

2.維生素C

維生素C可增強白血球對細菌、病毒的「作戰能力」，從而達到增強免疫力的作用。維生素C充足時，有利於防治各種傳染病 。

3.大蒜精油

大蒜具有強烈的殺菌作用，被譽為「天然的抗生素」。大蒜精油的有效成分是普通生蒜的2500倍。

4. β-胡蘿蔔素

β-胡蘿蔔素可以保護陰道黏膜，抗真菌。

5.小麥胚芽油（維生素E）

維生素E和β-胡蘿蔔素、維生素C合稱「三劍客」，能增強人體免疫力，維護上皮組織的健康。

6.維生素B群

陰道炎常與維生素B群的缺乏有關，維生素B群有助於陰道炎的痊癒，抑制真菌感染。其中維生素B_2又被稱為皮膚維生素，對皮膚搔癢有較好的改善作用。

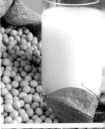
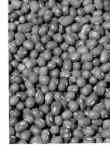
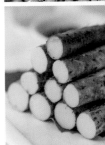
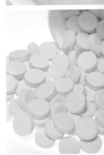
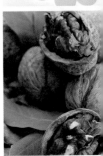
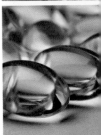

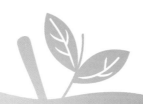

營養專家提醒您！

對於女性脾虛導致的白帶過多，可透過食用芡實蓮子荷葉粥來調養。

材料： 芡實60克，蓮子60克，鮮荷葉一張，糯米50克。

作法： 將芡實去殼，蓮子去皮去芯，把鮮荷葉剪成3公分長、2公分寬的片狀，洗乾淨以後把三者加糯米一起放入砂鍋裡，加水500～600毫升煮熟，每日分2次服用，一般5～7天即可見效，服用時，亦可加適量砂糖調味。

注意： 腸胃實熱大便乾燥者忌用此方。

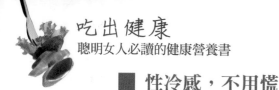

■ 性冷感，不用慌

性冷感就是指性慾缺乏，對性生活沒有興趣，在醫學上也叫作性慾減退、性慾缺乏。性冷感在生理和心理上都有其症狀。

生理上主要表現為：患者對性愛無快感反應或快感反應不足；進行性行為時陰道乾澀、緊縮、疼痛；缺乏性高潮。

心理上主要表現為：患者對性愛感到恐懼、厭惡，以及煩躁易怒、寡言等。

女性出現性冷感的原因是多方面的，卵巢機能衰弱，腎上腺皮質和腦下垂體等內分泌功能的失調，均是造成性冷感的原因之一；不過大多數女性性冷感則是由於情緒抑鬱、恐懼、性生活不協調等心理因素造成的。因此，性冷感的治療首先要消除對性生活的緊張和厭惡情緒，需要夫妻雙方暸解正常性生活知識和有關生殖器官的生理解剖知識，且要互相體諒、密切配合。同時，女性可透過飲食來改善情況並提升性趣。

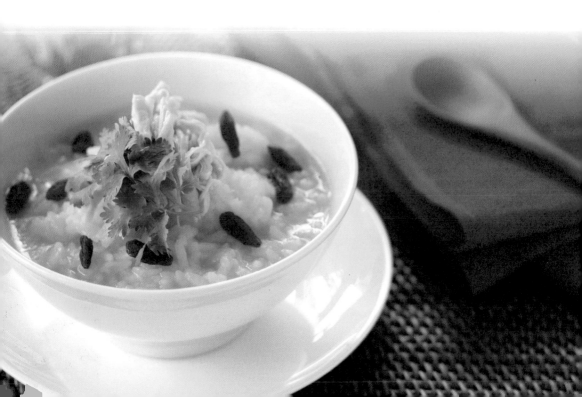

一、體弱

女性因體質弱導致腎陰虛，腎陰氣不足，房事時會出現異常疼痛而不是刺激的感覺，最終導致性冷感。

這樣的情況下，女性的飲食要注意滋陰，多吃山藥、紅棗枸杞粥、阿膠等。

二、缺鐵性貧血

一些身體瘦弱的育齡女性性冷感大多是因為患有常見的缺鐵性貧血。缺鐵性貧血之所以會引起性冷感，是因為血液中的鐵元素影響著上皮細胞的營養狀況，患缺鐵性貧血的女性，陰道和外陰黏膜容易呈萎縮狀態，進行性行為時會感到不適甚至疼痛，久而久之，性慾自然減退。

在這種情況下，女性應注意補血，多吃紅棗、阿膠等補血食物，並在醫生的指導下服鐵劑，儘快改善病情，以防止出現持續性性冷感。

三、婦科炎症

如果女性是因為婦科炎症導致的性冷感，最好多吃一些能殺菌的食物。女性可在飯食中放些大蒜，蔥薑，有很好的殺菌作用，另外蜂蜜也有很好的類似作用。夏天時飯菜裡加點醋也是不錯的選擇。

把胃口和身體都養好了，很容易就能從根本上解決性冷感的問題。

四、心理因素

如果女性是心理原因導致的性冷感，則多有厭食或暴飲暴食等不良的飲食習慣，需要注意修正自己的飲食習慣，才能澈底解決性冷感問題。

美國研究人員透過對近1000對夫婦進行調查分析發現，當女

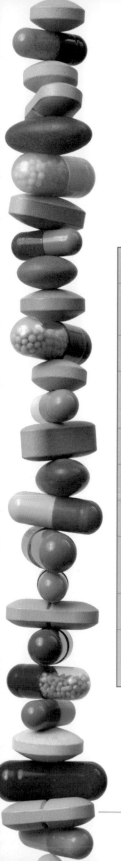

性飲食不正常——厭食或暴飲暴食時，會導致性慾方面出問題，這就需要女性養成良好的飲食習慣，維持身體營養的平衡，就能有效改善性冷感症狀。

此外，服用某些藥物也會造成性冷感。

可能導致女性性冷感的十大類藥物	
利尿劑	可導致性慾減退、性興奮不足。
治療冠心病藥	可引起性慾減退、進行性行為困難。
荷爾蒙類藥	會導致性慾減退，排卵異常。
抗過敏藥	可導致性慾減退，性興奮降低、陰道乾澀、進行性行為疼痛、性高潮抑制。
抗腫瘤藥	可引起性慾消失、排卵抑制。
口服避孕藥	可導致性慾低下、性喚起困難和性高潮抑制。
降血壓藥	能引起性慾減退、性興奮降低、性高潮喪失。
抗膽鹼藥	使陰道分泌物減少而增加進行性行為的困難，並造成進行性行為疼痛。
鎮靜催眠藥	可導致性慾減退、性高潮抑制。
抗精神病藥	可使陰道分泌物減少，不能充分潤滑而致使進行性行為困難、干擾性喚起。

在醫師的指示下，如果是因藥物影響所造成的性冷感，一旦停用，往往不需任何特別治療，絕大多數女性的性功能就會恢復。

另外，除去藥物的影響後，每日的飲食則是最好的保健時機，以下羅列幾種有助於提升性慾的食物。

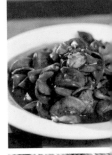

一、豬腎

豬腎又名豬腰子，含有鋅、鐵、銅、磷、維生素B群、蛋白質、脂肪等營養元素，味鹹，有養陰補腎之功效。因腎虛熱所致的性慾低下女性，常食豬腎有提高性興奮作用。

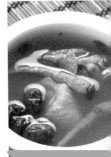

二、烏骨雞

含有維生素B_1、維生素E、泛酸、蛋白質、脂肪等，女性常吃能滋陰補腎陽，提高性慾。

三、甲魚

含有膠質蛋白、脂肪、碘、維生素A、維生素B_1、維生素D、煙酸、蛋白質、鐵、鈣、磷等營養素，有滋陰補腎，益氣補虛的功效。女性常吃可大補陰之不足，並可提高免疫機能，激發青春活力。

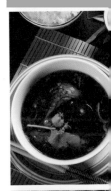

四、鴿蛋

含優質蛋白質、磷脂、鐵、鈣、維生素A、維生素B_1、維生素B_2、維生素D等營養成分，具有補肝腎、益精氣、豐肌膚及提高性功能之用。

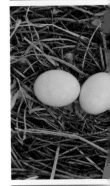

五、麝香鴨

也稱旱鴨、洋鴨、番鴨，含豐富的蛋白質、維生素，可治療因腎陽虛所引起的性冷感。《本草綱目》記載：「其性淫，雌雄相交，且必四五次，故房求用之；助陽道，健腰膝，補命門，暖水臟。」

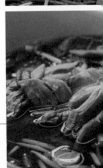

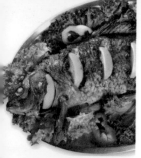

六、鯉魚

研究發現，雌性鯉魚腹內的魚子含女性荷爾蒙，有提高女性性功能作用。

七、黑豆

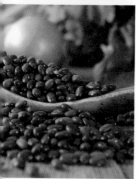

含有豐富的蛋白質、異黃酮類物質及胡蘿蔔素、維生素B_1等，其中異黃酮物質具有女性荷爾蒙樣作用。現代醫學證明，黑豆有提高女性性慾及美化皮膚的功能。

八、米豆

含有植物蛋白、維生素B_1、菸鹼酸、粗纖維及鈣、磷、鐵等。常吃可預防婦科病，調節性功能。

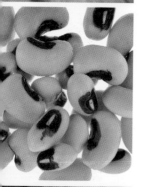

九、石松子

含石松子油酸、多種不飽和脂肪酸、木聚糖、精蛋白、女性荷爾蒙等。現代醫學證實，石松子提取物可引起切除卵巢的老鼠出現動情期，女性常服可提高性功能。

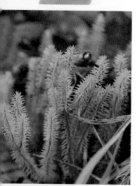

十、烏梅

含有蘋果酸、檸檬酸、鐵、磷、鎂等。醫學研究發現，食用烏梅之後，腮腺會分泌出較多的腮腺荷爾蒙，這種腮腺荷爾蒙有「回春」作用，可煥發人的青春，提高性功能和性慾。

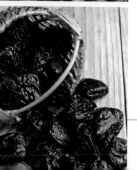

■ 女性不孕的營養建議

不孕症一直影響著很多家庭的幸福，也關係著女性的一生。從醫學角度來看，女性不孕症是指育齡期婦女結婚後夫婦同居2年以上，配偶生殖功能正常，未避孕而未受孕者；或曾孕育過，未避孕而2年以上未再受孕者，稱為「不孕症」。前面一種稱為「原發性不孕症」，後面一種稱為「續發性不孕症」。中醫認為這種病主要由腎虛、肝鬱、痰濕、血瘀等導致。

一般可能導致女性不孕的原因有以下幾點。

一、陰道疾病

因陰道閉鎖或陰道中隔等先天因素引起進行性行為障礙或困難，從而影響精子進入女性生殖器；或因黴菌、滴蟲、淋球菌、黴漿菌、衣原體等感染造成陰道炎症改變了陰道生化環境，降低精子活力和生存能力，從而影響受孕。

二、子宮頸病變

子宮頸管先天性異常、閉鎖或狹窄、息肉、糜爛、腫瘤、沾黏等均會影響精子通過。子宮頸黏液中存在抗精子抗體，不利於精子穿透子宮頸管或完全使精子失去活動能力。

三、子宮因素

先天性無子宮、嬰兒型子宮等發育不良或畸形都會影響女性生育能力。子宮肌瘤、子宮內膜異位症、子宮內膜炎症、子宮腔黏連都是造成不孕的原因。

四、輸卵管因素

輸卵管過長或狹窄，輸卵管炎症引起管腔閉塞、積水或黏連，均會妨礙精子、卵子或受精卵的運行。**輸卵管疾病可占女性不孕的25%**，是不孕的重要原因。

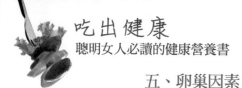

五、卵巢因素

卵巢發育不全、黃體功能不全、卵巢早衰、多囊性卵巢症候群、卵巢腫瘤等影響卵泡發育或卵子排出的因素都會造成不孕。

六、內分泌因素

下視丘—腦下垂體—卵巢軸腺三者之間的調節不完善，表現為無排卵月經，閉經或黃體功能失調，這些都可能是不孕症的原因。

甲狀腺功能亢進或低下，腎上腺皮質功能亢進或低下也能影響卵巢功能並阻礙排卵。

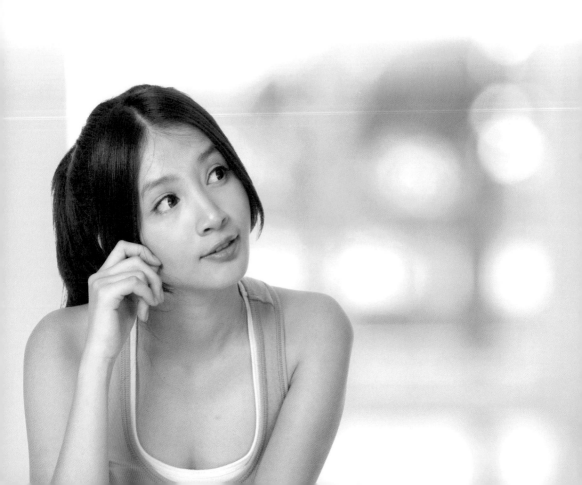

七、先天性因素

嚴重的先天性生殖系統發育不全，這類患者常伴有原發性
閉經。

性染色體異常，例如透納氏症候群，雙性人等。染色體異常造
成的習慣性流產等。

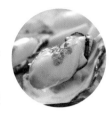

八、全身性因素

營養障礙、代謝性疾病、慢性消耗性疾病、單純性肥胖等。

服用棉花籽油、有毒化學試劑、放射線照射、微波等物理
因素。

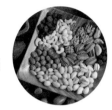

九、精神神經因素

神經系統功能失調、精神病、環境性閉經、神經性厭食、假性
懷孕等。

此外，還有免疫性不孕，如血型不合（如Rh血型或ABO溶血造成的
習慣性流產或死胎）等。

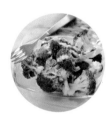

中醫學認為藥食同源，合理適當的膳食對不同體質及不同原因的不
孕有一定的幫助。因此，女性在接受專業治療的同時，也要注意飲食的
調養。

一、不要完全吃素

德國的醫學專家曾將數十名健康的女性分為兩組：其中一組被
規定在實驗期間，除了進食少量的優酪乳、牛奶之外，其他均
為素食；而另一組可攝取正常食物，包括肉類等。

經過6週以後，研究人員發現，在素食組的19人中，有17人出
現停止排卵的現象，而肉食組出現這一現象的只有2人。

醫學專家分析認為,在兩組實驗者的體重下降同等幅度且運動量都一樣的條件下,素食組女性之所以出現排卵停止的情況,是因為她們進食的食物中所含蛋白質過少,從而導致荷爾蒙分泌失常,月經週期紊亂。可見,素食會導致生殖機能異常,甚至嚴重影響生殖能力,準備懷孕的女性最好不要完全吃素。

二、多吃能提高受孕機率的食物

1.含鋅食物

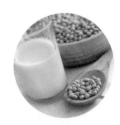

鋅不僅能幫助男性產生精液和睪固酮,還能促進女性的排卵和生育能力。植物性食物中含鋅量比較高的有豆類、花生、小米、小麥胚芽、南瓜子等;動物性食物中,以牡蠣含鋅最為豐富,此外,牛肉、雞肝、蛋類、羊排、豬肉等含鋅也較多。

2.含維生素E食物

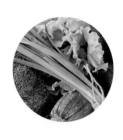

維生素E又叫生育酚,它能促進女性荷爾蒙分泌,使女性荷爾蒙濃度增高,提高生育能力;能改善卵巢功能,促進卵泡成熟,使黃體增大,並可抑制孕酮在體內的氧化,從而增加孕酮的作用,預防流產;能治療免疫性不孕症、無排卵性不孕,是輔助治療女性不孕的經典用藥。富含維生素E的食物有:深綠色蔬菜、堅果、全穀類、營養強化早餐穀片、壓榨植物油等。

3.鮮豆漿

現代營養研究認為,鮮豆漿除了含有植物性女性荷爾蒙以外,大豆蛋白、異黃酮也都可以促進排卵。

三、少吃那些會降低受孕機率的食物

1.高蛋白食物

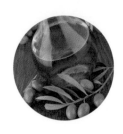

富含蛋白質的食物攝取過多,會影響女性受孕的成功率。動物研究發現,如果飲食中蛋白質(主要包括肉、蛋、奶、豆等)

含量超過**25%**，就會干擾胚胎發育初期的正常基因，影響胚胎著床和胎兒發育，提高流產機率。

2.大量的胡蘿蔔

女性吃大量的胡蘿蔔，**攝取過量的胡蘿蔔素，會影響卵巢的黃體素合成、分泌量減少**，有的甚至會造成無月經、不排卵，或經期紊亂等現象，增加女性不孕的可能性。

3.酒

經常飲酒，尤其酗酒的女性，生育能力會明顯減弱，因為酒中的主要成分乙醇，能使身體裡的兒茶酚胺濃度增高，可導致女性月經不順、閉經、卵子生成變異、無性慾或停止排卵等。

4.咖啡、可樂

澳洲麥考瑞大學的一項生物學研究意外地發現，咖啡中的主要原料咖啡因作為一種能夠影響女性生理變化的物質，可以在一定程度上改變女性體內女性荷爾蒙與黃體激素之間的關係，從而間接抑制受精卵在子宮內的培植。

因此，準備受孕的女性要少喝咖啡，也要少喝可樂，因為可樂中也含有大量咖啡因。

5.甜品、油炸食物

甜品、油炸食物中含有的反式脂肪酸導致婦女患不孕症的機率增加70%以上，已成為婦女受孕的隱形殺手。大部分的反式脂肪酸是植物脂肪經氫化加工而成，是一種人造的飽和脂肪酸，廣泛應用於麵包、餅乾、各式西點、洋芋片等食品中。

營養專家提醒您！

臨床發現，**體重與女性的懷孕也有係**，太重或者太輕的人都不容易懷孕。**體重過輕會造成腦下垂體分泌濾泡促進激素及黃體素不足**，使卵泡減少卵子的生產，以至引發慢性不排卵及不孕症；而**體重過重則會造成體內男性荷爾蒙增加**，導致多囊性卵巢症及多毛症，進而造成不排卵及不孕症。因此，準備受孕的女性不能為了愛美而過度減重，以免降低受孕機率。

■ 防治乳腺增生，飲食調理不容忽視

乳腺增生在臨床上較為常見，多發生在25～40歲女性的身上，這種病的發生多與卵巢功能失調有關，大多是黃體酮與女性荷爾蒙比例不平衡所致。

乳腺增生的症狀經常表現為患側乳房週期性疼痛，並且隨月經週期的變化而變化，來月經後症狀減輕；一側或兩側乳房內可觸摸到結節狀腫塊，一般腫塊質韌，邊界不清，與皮膚和胸肌筋膜無黏連。有時乳頭還會有黃色或血性的液體溢出。

一般乳腺增生症狀較輕的可以不用治療，但應定期進行複檢，以免出現病變。乳房脹痛明顯的可採用中西藥治療，情況嚴重時還可採用手術治療。必要時做進一步檢查與乳腺癌鑒別。

飲食習慣不良，是引發女性乳腺增生的重要原因，因此女性需要從飲食調節上來有效防治乳腺增生。

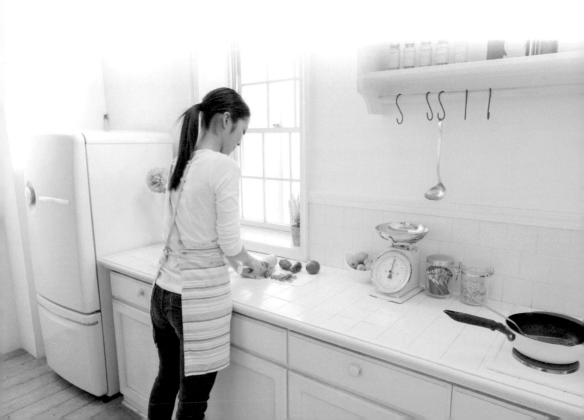

一、防治乳腺增生需少吃的食物

1.少吃高脂肪食物

高脂肪的飲食可改變內分泌，加強或延長女性荷爾蒙對乳腺上皮細胞的刺激，導致乳腺增生和乳腺疾病的發生。同時，高脂肪飲食是導致乳腺癌的危險因素。

2.少吃咖啡、巧克力

這類食物中含有大量的黃普林，會促使乳腺增生。

3.少飲酒

有研究發現，女性每天喝酒，患乳腺腫瘤的機會大幅度增加。

4.少攝取女性荷爾蒙

女性不能濫吃含女性荷爾蒙的保健食品，長期使用美容化妝品、健美隆乳的豐乳保養品以及更年期婦女長期過量使用女性荷爾蒙，都被認為是誘發乳腺疾病的原因。

5.不吃燥熱以及辛辣刺激的食物

中醫認為，乳腺炎主要是由於火熱蘊結在乳房所導致的，屬於陽證、熱證和實證。蒜、胡椒以及花椒、辣椒等的食物性味燥熱，吃了之後會更加的生熱化火，使得症狀加重。

二、防治乳腺增生需多吃的食物

1.白菜

白菜能幫助分解女性荷爾蒙。

2.豆製品

豆製品含有異黃酮，能有效抑制乳腺癌的發生。

3.海帶

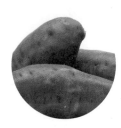

海帶含有大量的碘，碘可以刺激垂體前葉黃體生成素，促進卵巢濾泡黃體化，從而使女性荷爾蒙濃度降低，恢復卵巢的正常機能，改善內分泌失調，消除乳腺增生的隱患。

4.魚類

魚類含有一種能夠有效抗發炎、抑制癌細胞生長和增殖的不飽和脂肪酸（ω-3多元不飽和脂肪酸），對預防乳腺癌非常有助益。

5.優酪乳

每天喝一杯優酪乳的婦女，患乳腺癌的危險性比不喝優酪乳的人低。

6.番薯

番薯中含有抗癌物質脫氫表雄酮，可以抑制乳腺癌的發生。

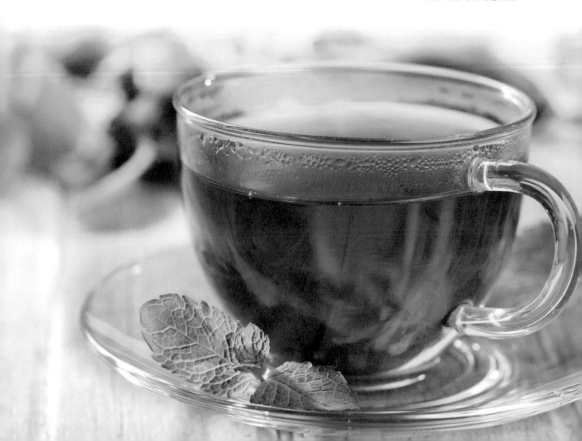

7.富含纖維素的食物

纖維可以影響胃的排空、小腸的吸收速度以及食物經過消化道的時間，促使脂肪吸收減少，脂肪合成受到抑制，使荷爾蒙濃度下降，從而可以有利於防治乳腺增生。

三、推薦防治乳腺增生食療方

◆ 海帶70～100克，豆腐1塊，煮湯食用。可加食用醋少許。

◆ 生山楂10克，橘餅7枚沸水泡之，待茶沸熱時，再加入蜂蜜1～2匙。可當茶喝。

◆ 天門冬15克，合歡花8克，紅棗5枚，泡茶食之，加蜂蜜少許。

◆ 黑芝麻10～15克，核桃仁5枚，蜂蜜1～2匙沖食之。

◆ 生側柏葉30克，橘子核15克，野菊花15克，煎湯飲用。

◆ 鱔魚2～3條，黑木耳3小朵，紅棗10枚，生薑3片，另添加調味料，依照一般紅燒方法烹調食用。

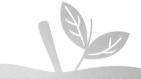

營養專家提醒您！

為了能及時發現乳腺疾病，**25歲以上女性一定要每月自己檢查乳房**：洗澡後站在鏡前檢查，雙手叉腰，身體做左右旋狀，從鏡中觀察雙側乳房的皮膚有無異常，乳頭有無內陷，然後用手指的指腹貼在乳房上按順時針或逆時針方向慢慢移動，檢查是否有腫塊，切勿用手擠捏，以免將正常乳腺組織誤認為腫塊。

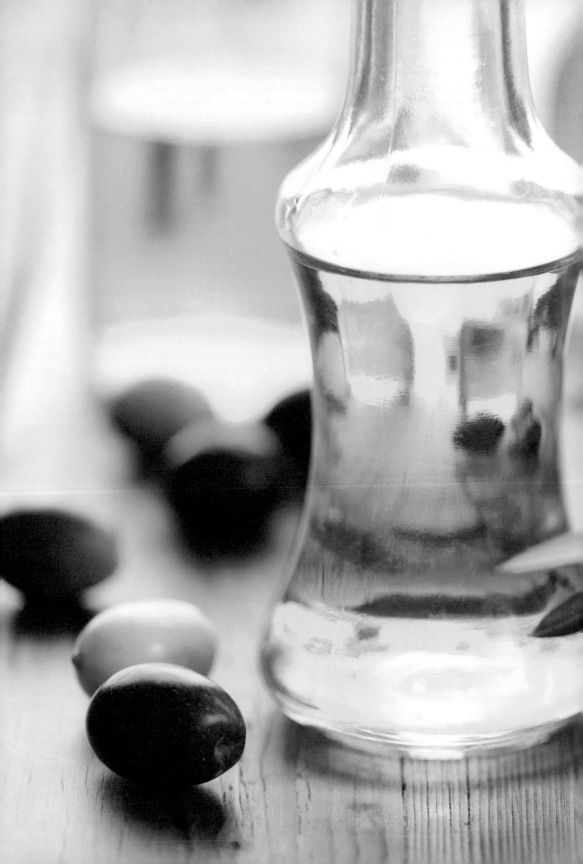

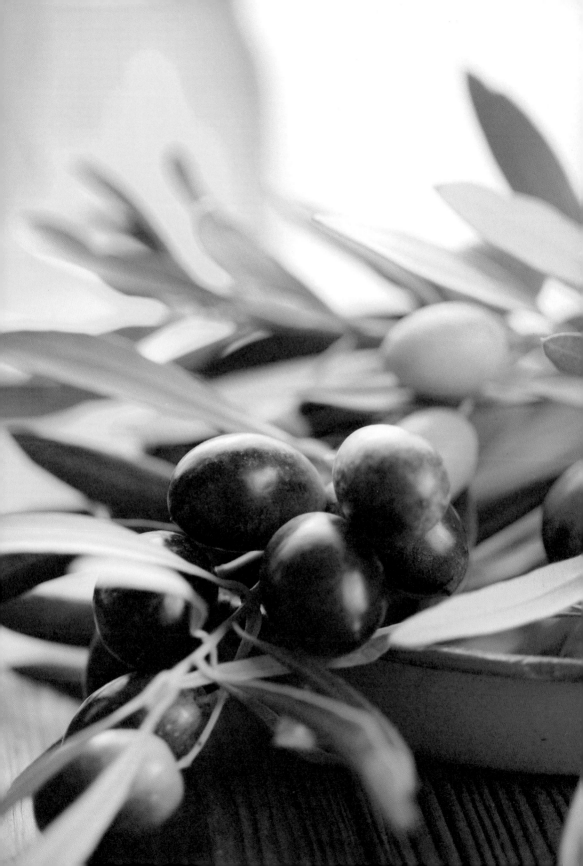

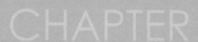

CHAPTER 7

營養與美容的 八大迷思

■ 迷思一：食物越新鮮、越營養

很多人都認為，食物要吃新鮮的——在通常情況下，這種想法沒有錯，因為對大多數食品而言，越新鮮，其營養價值就越高，味道越好，顏色越誘人；長期放置，其色香味形等會變差，質感降低，營養素流失，有害物質蓄積，甚至腐敗變質。

然而，對於某些食物，新鮮並不一定意味著更有營養，對這些食物而言，新鮮往往意味著可能存在導致食物中毒的隱患。下面，我們就來看看不宜新鮮食用的食物有哪些。

一、剛採摘的蔬菜

剛採摘的蔬菜不宜立即食用，因為剛剛採摘的蔬菜常常帶有多種對人體有害的物質。現在的農作物種植中，均大量使用化肥和其他有機肥料，特別是為了防治病蟲害，經常施用各種農藥，有時甚至在採摘前一兩天還往蔬菜上噴灑農藥，這些肥料和農藥往往是對人體有害的，因此剛採摘的蔬菜宜放置一段時間，等殘留的有害物質逐漸分解後再吃。對於那些容易衰敗的蔬菜，也應多次清洗之後再食用。剛採摘的水果也是如此。有研究發現，大多數蔬菜存放一週後的營養成分含量與剛採摘時相差無幾，甚至是完全相同的。比如，番茄、馬鈴薯和花椰菜經過一週的存放後，其所含維生素C含量有所下降；甘藍、甜瓜、青椒和菠菜存放一週後，其所含維生素C的含量基本沒有變化；經過冷藏保存的包心菜甚至比新鮮包心菜含有更豐富的維生素C。

二、鮮金針花

未經加工的鮮金針花含有秋水仙鹼，秋水仙鹼本身無毒，但

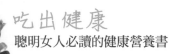

吃下後在體內會氧化成毒性很大的氧化二秋水仙鹼。據實驗推算，只要吃3毫克秋水仙鹼就足以使人噁心、嘔吐、頭痛、腹痛，食用的量再大可出現血尿或血便，20毫克即可致人死亡。鮮金針花建議食用前用水浸泡2小時以上，再以熱水汆燙過後，再行調理食用為宜。

乾品金針花是經蒸煮加工的，秋水仙鹼會溶出，故而無毒。

三、鮮木耳

鮮木耳含有感光物質，食用後若被太陽照射可引起皮膚搔癢、水腫，嚴重的可導致皮膚壞死，若水腫出現在咽喉黏膜，會出現呼吸困難。

乾木耳是經曝曬處理的成品，在曝曬過程中會分解大部分感光物質，而在食用前，乾木耳又經水浸泡，其含有的剩餘毒素會溶於水，使乾燥的乾木耳無毒。

四、鮮鹹菜

新鮮蔬菜都含有一定量的無毒的硝酸鹽，在鹽醃過程中，它會還原成有毒的亞硝酸鹽。一般情況下，鹽醃後4小時亞硝酸鹽開始明顯增加，14～20天達高峰，此後又逐漸下降。

因此，要麼吃4小時內的醃鹹菜，否則宜吃醃30天以上的。否則，鹹菜中的亞硝酸鹽可能引起缺氧症狀，還會與食品中的胺結合形成致癌的亞硝胺。

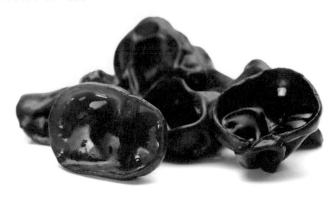

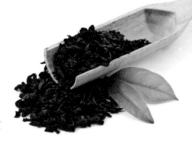

五、新鮮野菜

有些都會人士喜歡到郊區採食天然的新鮮野菜。其實,現在不少天然野菜生長在垃圾堆或者被汙染的河道附近,這種野菜很難清洗乾淨,如果食用了被汙染的野菜,反而對身體有害。

六、新茶

從營養學角度來講,最新鮮的茶葉其營養成分不一定最好。因為所謂新茶是指採摘下來不足1個月的茶葉,這些茶葉因為沒有經過一段時間的放置,新茶中的咖啡因、活性生物鹼以及多種芳香物質含量較高,易使人神經系統興奮,對神經衰弱的病人不利。

另外新茶中未經氧化的多酚類物質、醇類物質、醛類物質含量也較高,對胃腸黏膜有刺激作用。如果長時間喝新茶,有可能出現**腹瀉、腹脹等不適**。太新鮮的茶葉對更年期女性來說更不好,一些胃酸缺乏的人,或者有慢性胃潰瘍的老年患者,更不適合喝新茶,新茶會刺激胃黏膜,產生藥物腸胃不適,甚至會加重病情。

七、鮮海蜇

新鮮的海蜇含水多,皮體較厚,還含有各種毒胺及毒物肽蛋白,人食用後易引起腹痛、嘔吐等中毒症狀,只有經過食鹽加**明礬鹽漬3次使鮮海蜇脫水3次**,才能讓毒素隨水排盡。三礬海蜇呈淺紅或淺黃色,厚薄均勻且有韌性,用力擠也擠不出水,這種海蜇方可食用。到海蜇產地旅遊,會遇到兜售不經處理或只經1~2次鹽漬處理的海蜇,千萬別去品嘗或選購。

八、現擠牛奶

許多人喜歡喝「現擠」的牛奶,認為這樣新鮮、營養價值高。其實現擠的牛奶被汙染的可能性極大,這種汙染可能來自以下

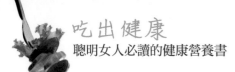

因素：擠奶員的健康狀況；擠奶員雙手的清洗消毒狀況；擠奶處的環境衛生；裝牛奶容器的消毒狀況；奶牛的健康狀況（是否感染了布氏桿菌、結核桿菌、金黃色葡萄球菌、口蹄疫病毒等致病微生物等）。

九、桶裝水

市面上銷售的桶裝水，不論是蒸餾水、逆滲透水、礦泉水及其他純淨水，在裝桶前大多要用臭氧做最後的消毒處理，因此在剛灌裝好的桶裝水裡都會含有較高濃度的臭氧。對人而言臭氧是毒物，如果妳趁新鮮喝，無疑會把毒物一起攝入。若將這些桶裝水再放1～2天，臭氧會自然消失，這時再喝就無飲毒之慮了。

根據規定，生產的桶裝水必須經檢驗合格後方可出廠，而這個過程需48小時，故而喝按規範檢驗出廠的桶裝水才是安全的。

■ 迷思二：身材要苗條，脂肪越少越好

每個女性都知道，身體裡的脂肪過多，會導致肥胖，進而導致血壓、血脂和血糖的代謝紊亂，造成患脂肪肝、糖尿病和心腦血管病的風險大大增加，可以說，體內脂肪過多是很多慢性病的禍根，是健康的一大殺手。

為了保持苗條的身材，許多女性在對待脂肪的問題上，往往矯枉過正，將脂肪視為「無惡不赦的大敵」，特別是年輕女性，盲目追求骨感，拒絕一切與脂肪沾上邊的食物，無形中走向了另一個極端。

下面，我們就來分析一下脂肪過少可能為女性造成哪些傷害。

一、脂肪太少影響女性發育

脂肪是人體必需的三大營養素之一，也是女性生長和發育成熟的重要物質之一，是正常月經和生育能力的重要來源，脂肪在體內參與性荷爾蒙的合成；如果體內脂肪太少，會造成人體能

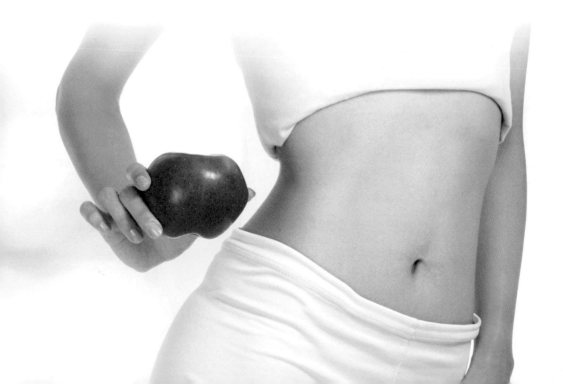

量攝取不足,而使體內大量脂肪和蛋白質被超常耗用,以致女性荷爾蒙合成障礙而明顯缺乏,影響月經來潮,甚至經量稀少或閉經。研究證明,少女體內的脂肪至少應占體重的17%,才能迎來月經初潮,體內脂肪至少達到體重的22%,才能維持正常的月經週期。

另外,脂類是大腦活動所必需的,缺乏脂類會影響大腦的正常思維。

二、脂肪過少,容顏易老

女性皮膚能夠柔嫩光滑,脂肪起了很大作用,皮下脂肪可使皮膚光滑緊縮,富於彈性而不鬆軟。它能幫助身體吸收脂溶性維生素A、維生素D、維生素E等。長期脂肪攝取不足,會發生營養不良、生長遲緩,特別是危及皮膚健康的維生素A缺乏症,維生素A缺乏會出現皮膚乾燥、脫屑、角化增生、撫摸時有雞皮疙瘩或粗沙的感覺。

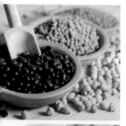

三、脂肪太少易造成骨質疏鬆

足夠的脂肪是中老年女性維持體內正常的女性荷爾蒙濃度的保證,特別是停經後婦女,脂肪是女性荷爾蒙的重要來源之一。人過於消瘦,體內脂肪過少,女性荷爾蒙會嚴重不足,為骨質疏鬆埋下隱患。

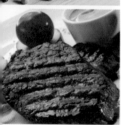

四、脂肪過少易生病

人體內含一定量的脂肪,可以增強抵禦疾病侵襲的能力。一般成人脂肪的貯存量約占體重的15%～20%,女性應略高於這個比例。實驗表示,一個人絕食1～3天,身體所需能量的85%要靠平時積蓄的脂肪來補充。可見,當人體脂肪過少時,一旦生病或受傷減少進食或不能進食,身體會顯著消瘦,難以抵禦疾病的侵襲。

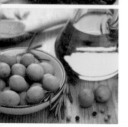

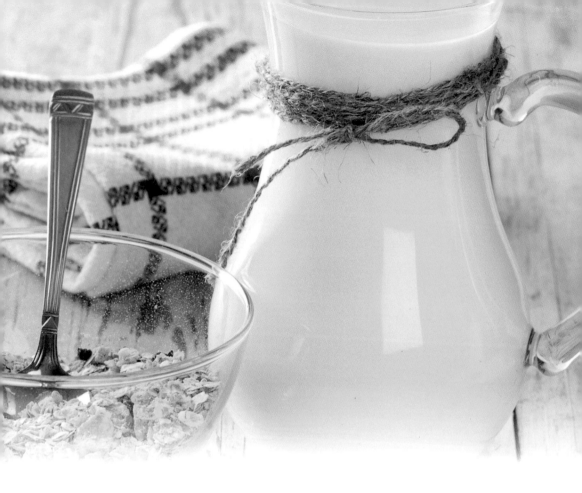

　　此外，脂肪還具有調節體溫和保護內臟器官、關節的作用，因為它分布在各內臟器官間隙中，可使其免受震動和機械損傷。

　　凡事都不能絕對，脂肪也是一樣，過多和過少都不是好事。目前一般最常用來測量肥胖的方式，即男性腰圍應小於**90公分**，女性腰圍應小於**80公分**，超過即可能代表體內脂肪過多，容易產生代謝疾病的風險。

　　一般來說，脂肪的需求量占全日總熱量的**25～30％**，體重為50～60公斤的成年人，每日熱量需求為1800大卡，則脂肪的需求量為50～60克；另一個比較簡易的換算法，則為成人每公斤體重需要1.0～1.2克脂肪。

　　除了從肉類、豆類、堅果、奶類可提供部分的脂肪外，烹調用油則是另一項重要的來源。

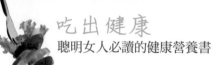

■ 迷思三：維生素攝取越多越好

維生素是維持人體正常功能不可缺少的營養素，是一類與人體代謝有密切關係的低分子有機化合物，是物質代謝中具有重要調節作用的許多酶的組成成分。

人體對維生素的需要量雖然微乎其微，但功用很大。當體內維生素攝取不足時，會引起身體新陳代謝的障礙，從而造成皮膚功能的障礙，引發種種皮膚問題。因此，最近幾年，維生素在美容界大出風頭，不僅出現了許多主打維生素美容的保健食品，許多化妝品也增加了其中所含維生素的比例。

在如今這個高速運轉的社會，大多數人因為生活緊張、工作壓力大，飲食往往不規律，維生素的攝取量往往不足，因此透過吃各種口服維生素來補充身體所需，方便又有效，何樂而不為呢？

不過，那些每天大把大把吃口服維生素的女性，在一段時間後就會發現，自己並沒有獲得預想中的美麗肌膚，反而還出現了種種健康問題，這都是維生素攝取過量引發的惡果。

俗話說得好，「物極必反」、「過猶不及」，任何食物都以適量為佳，維生素也不例外。儘管維生素是人體不可或缺的營養素，但是因偏愛而過量攝取，必然會加重身體的負擔，導致維生素中毒。**特別是脂溶性維生素，**會在體內脂肪層或肝臟堆積，長期下來會對身體造成不同的傷害。至於水溶性維生素因可隨體液排出體外，較無過量中毒的憂慮。

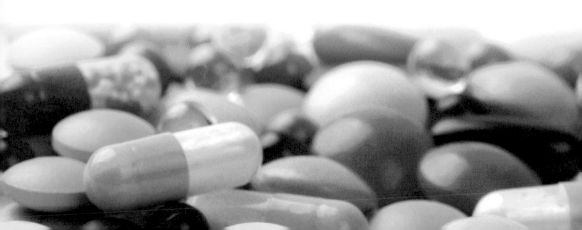

各種維生素補充過量的危害

維生素A	食用過量會導致中毒，急性中毒表現為頭暈、嗜睡、頭痛、嘔吐、腹瀉等症狀；慢性中毒則表現為關節疼痛、腫脹、皮膚搔癢、疲勞、無力、婦女月經過多等。長期過量服用維生素A易造成骨質疏鬆，大大增加骨折的發生率。
維生素B_2	本身沒有毒性，大量服用會隨尿液排出，但也有少數女性會有刺痛、搔癢、麻痺、灼熱等不適症狀。
維生素B_6	服用量在200毫克以上，會產生藥物依賴，嚴重者還可能出現腳步不穩、手足麻木等症狀，造成手臂與腿的神經傷害；服用量超過2克，會造成漸進式感官失調，停用後恢復緩慢，甚至只能部分復原。 一般建議每日攝取上限不得超過80毫克。
葉酸	攝取過量會掩飾B_{12}缺乏的症狀：惡性貧血、月經失調、眼睛及皮膚發黃等，導致錯失惡性貧血的治療先機。
菸鹼酸	服用過量會引起臉部潮紅發癢、肝功能受損、黃疸、高尿酸等症狀。
維生素C	每次服用量超過1克，就可能為體內病毒提供養分，導致腹痛、腹瀉、頻尿，影響兒童生長發育，影響孕婦和胎兒發育，甚至患先天性壞血病等。大量攝取維生素C還會增加尿液中草酸鹽的含量，有尿路結石病史的人，應避免服用維生素C的補充劑。
維生素D	超量服用可導致嚴重的不良反應。長期超量服用維生素D，會導致血鈣過高，肌肉骨頭疼痛，心律不整及軟組織鈣化等。
維生素E	長期服用每日量達400～800毫克，可引起視力模糊、乳腺腫大、頭痛、頭暈、噁心、胃痙攣，男性罹患前列腺癌的風險增加。長期服用每日量超過800毫克，將改變分泌代謝情況，引起免疫功能下降等。
維生素K	一般人長期服用過量可能會有血栓的危險，新生兒攝取過量則會造成高膽血紅素症、嬰兒性貧血和黃疸。

由此可以得知，儘管維生素是保護健康的好東西，但攝取時也要適可而止，以免良藥變毒藥，因過量而中毒傷身。

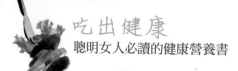

■ 迷思四：水果代正餐，減肥最易瘦

在眾多瘦身方法之中，最受女性推崇的莫過於「水果代餐」，這是因為大多數女性認為，水果含有非常豐富的營養成分，比如醣類、維生素和礦物質，還有有益於人體健康的生物活性物質，像類胡蘿蔔素、生物類黃酮、花青素和前花青素、有機酸等，能為人體提供充足的營養。

而且，許多水果中含有豐富的食物纖維，纖維是不能為小腸所消化吸收的醣類，在結腸內，纖維可提供給腸腔營養物質，這有助於促進身體的新陳代謝以及幫助抑制食慾，在一定程度上能幫助女性控制體重。

此外，許多水果還具有保濕、美白、抗衰老等美容功效。

但醫學專家並不贊同水果代正餐的這種瘦身方法，其原因有以下兩點。

一、水果營養並不全面

儘管水果具有豐富的營養，但水果的營養並不全面，水果中幾乎不含脂肪，蛋白質含量也非常低，維生素和礦物質含量並不太高，其中鐵的含量比不上肉類和魚類，鈣含量遠遠低於牛奶和豆製品，維生素C和胡蘿蔔素含量不如青菜，可以說，水果中所含的營養物質遠遠不能滿足人體的需要。

如果用水果代替正餐，人體得不到足夠的蛋白質供應，缺乏必需脂肪酸，各種礦物質含量也嚴重不足，長久下來，人體的內臟和肌肉會發生萎縮，體能和抵抗力下降。缺乏蛋白質使人形容枯槁，缺乏必需脂肪酸使人皮膚和毛髮品質下降，因貧血導致蒼白憔悴，因缺鈣導致骨骼密度降低。同時，水果中的非血紅素鐵難以被人體利用，長期用水果代替正餐，容易引起鐵的攝取不足，從而引起貧血、免疫功能降低等。這樣的狀態，又怎麼能健康呢？

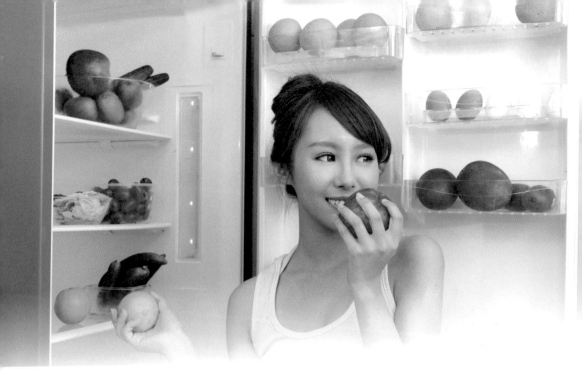

二、並不是所有水果都能減肥

有些水果的熱量高得驚人。與蘋果50大卡／100克含量相比，相同分量的鱷梨含180大卡、椰子含354大卡、榴槤更達459大卡。其中椰子更含飽和脂肪酸，大量進食會令血膽固醇升高，增加心臟病病發及中風風險。過多食用這些水果，特別是晚上臨睡前吃，容易造成脂肪堆積，不但達不到減肥的目的，可能還會讓女性體重直線上升，甚至還會引發痘痘的生長。

為了避免女性掉入錯誤的減肥陷阱，以下羅列幾種適合用於減肥的低熱量水果。

1.檸檬（24大卡／100克）

所含的檸檬酸能促進熱量代謝，而且它的維生素C含量是水果中的佼佼者，美白效果好，熱量又低，愛美想瘦的女性可適量食用，但避免空腹吃。

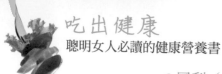

2.鳳梨（32大卡／100克）

可以清理腸胃和助消化，加上鳳梨富含的酵素能有益體內毒素分解，促進排尿。所以想要減肥的女性，可以餐後適量食用。

3.番茄（35大卡／100克）

除了含有豐富的維生素C、E、K外，還富含茄紅素、葉酸、類胡蘿蔔素、酚酸和纖維質，是最熱門的保健水果之一，也被拿來作為減肥的好食材。

4.蘋果（50大卡／100克）

富含果膠，可以幫助腸胃蠕動、促進體內毒素的排泄，再加上蘋果富含槲皮素，可預防癌症，是熱門的保健水果。

5.奇異果（50大卡／100克）

富含維生素C，能防止便祕、幫助消化和美化肌膚，這些特點使它成為最受歡迎的美容和塑身水果。

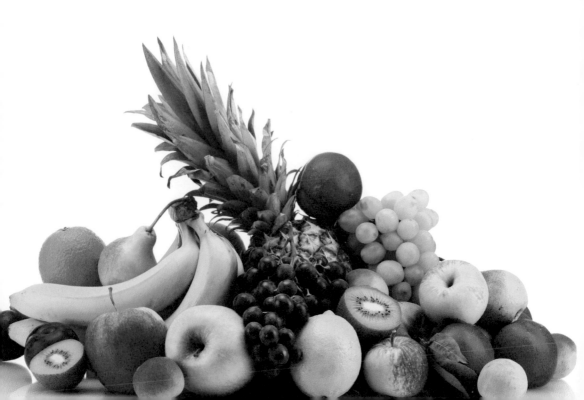

6.香蕉（125大卡／100克）

富含纖維質、鉀和果膠等，可以有效地促進腸道蠕動，也有排除體內水分的效果。

三、水果減肥易復胖

光吃水果減肥，一旦停止，非常容易復胖，而且還可能比減肥前更胖。因為肌肉流失之後，人體的能量消耗就會減少，即使吃和以前一樣多的東西也容易發胖。

由此可知，女性千萬不要用水果代替正餐來減肥，而要維持一日三餐的正常攝取，在日常的飲食中，還要多補充優質蛋白，如豆類、魚類食品。在合理的飲食基礎上，當人體總能量的攝取量低於消耗能量時，減肥才會有效果。

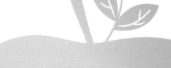

營養專家提醒您！

柿子、李子、梅子等富含單寧酸的水果建議不要吃多。因為單寧酸在酸性條件下（例如胃酸），會與蛋白質結合成鹽類而沉澱，此單寧酸蛋白具有收斂性，會造成胃部不適。

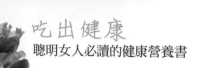
■ 迷思五：蔬菜生吃最營養

有研究證實，人們吃生蔬菜、生野菜不僅能預防、治癒多種疾病，還能延年益壽，尤其能使女性保持容光煥發，保持青春，可謂返老還童的靈丹妙藥。

最適宜生吃的蔬菜有：胡蘿蔔、白蘿蔔、水蘿蔔、番茄、黃瓜、甜椒、大白菜心、紫甘藍等。生吃時最好選擇無農藥殘留的有機蔬菜。生吃的方法包括飲用自製的新鮮蔬菜汁，或將新鮮蔬菜涼拌，可酌量加醋，少放鹽，一般一次吃五種以上蔬菜為原則。

然而，如果女性光看到蔬菜生吃的好處，盲目地生吃蔬菜，也是錯誤的，因為不是任何蔬菜都適合生吃。一般來說，顏色淺、口感脆的蔬菜比較適合生吃，顏色深的蔬菜大部分適合煮熟吃。也就是說，紫色的茄子等一定要煮熟吃，而深綠色、紅橙色的蔬菜也要經過加工，才能使其所含的營養素更好地被人體吸收。

一、蔬菜生吃的好處

◆ 新鮮蔬菜中的維生素、礦物質、各類生理活性物質以及某些抗癌物質等，在烹調時都會受到不同程度的破壞，只有在生吃

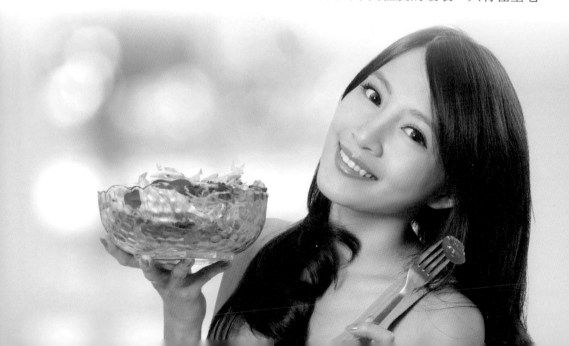

時，它們才能更有效地接觸黏膜細胞，進而更好地發揮美容護膚的作用。

◆ 蔬菜中大都含有一種免疫物質——干擾素誘生劑，它作用於人體細胞的干擾素基因，可產生干擾素，成為人體細胞的「健康保鑣」，具有抑制人體細胞癌變和抗病毒感染的作用。而干擾素誘生劑不耐高溫，只有生吃蔬菜才能發揮其作用。

◆ 由於蔬菜細胞之間結構疏鬆的特點，蔬菜的吸油性更強，生吃蔬菜，可以更有效地控制油的食用量，同時也減少了糖、味精等調味料的攝取量，從而有效預防肥胖。

二、蔬菜煮熟吃的好處

◆ 烹調可提高綠葉蔬菜和黃色蔬菜中維生素K和類胡蘿蔔素的吸收利用率。因為這兩類物質都是脂溶性的，不溶於水。而熱烹調使細胞壁軟化，促進細胞有色體當中的胡蘿蔔素、茄紅素等成分溶出，可有效提高吸收率。

◆ 烹調可提高蔬菜中鈣鎂元素的利用率。因為大部分綠葉蔬菜中存在著草酸，它不利於鈣和鎂的吸收，菠菜和豆腐不適宜搭配也正是這個原因。在烹調加工過程中，只要經過汆燙步驟，再行煮炒或涼拌，即可除去絕大部分草酸，從而有效地利用其中的礦物質。

◆ 烹調可以軟化纖維，這對腸胃虛弱、消化不良、胃腸脹氣、慢性腹瀉的人有益。

三、適合煮熟吃的蔬菜與食物

1.富含澱粉的蔬菜

如馬鈴薯、芋頭、山藥等，必須煮熟吃，不然澱粉粒不破裂，人體無法消化。

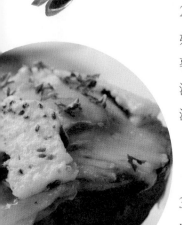

2.含有某些有害物質的蔬菜

如一些豆類蔬菜的籽粒（如四季豆、扁豆、刀豆）和馬鈴薯的薯塊中，含有一種叫作血球凝集素的有毒蛋白質，可使人體血液中的紅血球凝集起來，人食用後，會引起噁心、嘔吐、腹瀉，嚴重時可致死。煮透後，有毒蛋白質就會失去毒性。

3.河魚

肝吸蟲卵發育成幼蟲，並寄生在魚體內。若吃了生的河魚，肝吸蟲就會進入人體發育成蟲，可使人體產生膽管炎，甚至發展成肝硬化。

4.雞蛋

雞蛋所含的抗生物素蛋白到達人體腸道後，會阻礙人體對生物素的吸收。生雞蛋還含有沙門氏菌等細菌，會使人嘔吐、腹瀉。

5.豆漿

生豆漿含有胰蛋白酶抑制素、皂苷等，如果加熱不澈底，毒素沒有破壞，飲用後可導致中毒。

6.牛排

許多牛排愛好者，在點牛排時都選擇五分熟甚至是三分熟，力求吃個「原汁原味」。但是肉類中可能會含有微生物和寄生蟲，這些對人體有害的物質是需要透過一定溫度加熱才能被殺死的。

既然生吃蔬菜和熟吃蔬菜各有長處，那麼如果能夠將生食與熟食有機地結合起來，每天既吃些生菜，也吃些熟食，就可以取長補短，達到最好的效果。

■ 迷思六：節食減肥最有效

很多女性一談到減肥，首先想到的就是節食。當然，節食可能會在短時間內減輕妳的體重，讓妳看上去瘦一些，但節食減肥需要很大的毅力，很多女性都是堅持一段時間就放棄了，然後，體重又會迅速回升。

錯誤的節食方法會造成身體所需營養素的缺失，致使免疫功能下降，影響身體健康，久而久之，就會感到疲憊、虛弱和易怒，並增加感染流行性疾病的機率。

下面，我們就來看看節食究竟會對女性的健康產生哪些危害。

危害1：優質蛋白質不足

人體基本單位是細胞，而細胞形成的主要成分是蛋白質。節食可能導致優質蛋白質攝取不足。既然每個器官都會涉及蛋白質，那麼當女性因為節食而使得優質蛋白攝取不足時，便會影響整個身體的機能：皮膚變得暗沉、無光澤、易衰老（膠原蛋白流失）；新陳代謝紊亂，內分泌失調，長痘痘（酶和荷爾蒙不能充分生成）；抵抗力下降（缺少抗體）；缺乏嚴重者更會水腫（滲透壓無法調節）。

而且，節食會導致體內營養不足，這時身體會優先消耗體內蛋白質而非脂肪，而蛋白質通常不會被完全分解，從而產生自由基——自由基是人體疾病及衰老的罪魁禍首。

危害2：各種維生素不足

過度節食會導致女性體內維生素缺

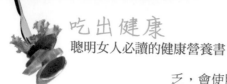

乏，會使膠原蛋白合成出現障礙，影響皮膚的彈性及光澤；身體排毒功能出現障礙，抵抗力明顯下降，導致肥胖或疾病。比如，缺乏維生素A容易引起腸胃及泌尿系統感染，甚至影響生殖系統；缺乏維生素B群會降低醣類及脂肪代謝速度，易肥胖。

危害3：鈣質不足

有研究顯示：30歲以前，人體製造的骨質比流失的要多，30歲以後，骨質流失的速度加快，**40歲以後就「入不敷出」了。**當妳節食超過一定限度時，**攝取的食物會大量減少**，鈣質吸收量也在不斷減少，必然會引起骨質疏鬆。

危害4：鐵質不足

對身體過瘦的女性來說，體內脂肪和蛋白質均供應不足，因此頭髮頻繁脫落，髮色也逐漸失去光澤。如果過分節食，頭髮則缺乏充足的營養補給，頭髮若缺少鐵的攝取，便會枯黃無澤，最後的結果必然導致大量掉髮。

危害5：極易復胖

大家都說**越減越肥**，這是節食減肥帶來的結果。當減肥達到瓶

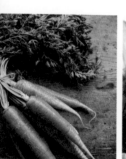
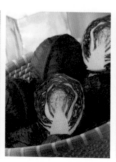
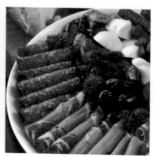
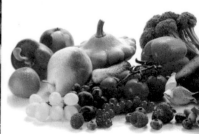

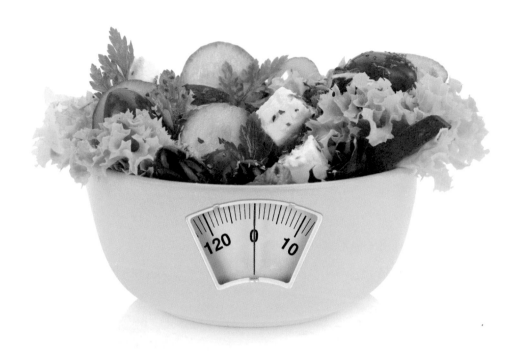

頸減不下來後，很多人會自暴自棄，開始恢復正常飲食。而此時脂肪細胞由於長時間被抑制，就像緊繃的彈簧恢復了原來的彈性，加速成長及擴張，因為節食而低的可憐的基礎代謝率，使脂肪如雨後春筍般堆積起來，反而成為易胖體質。

而且，**體重反彈還對健康不利。**美國癌症研究中心曾對百餘位體重超標的健康女性進行了問卷調查，這些人當中有3/4的人反覆減肥過，每次減重超過4.5公斤。在測試她們的體內自然殺傷細胞時發現，那些體重回升次數最多的人（5次以上），體內自然殺傷細胞數量最少，而數年內體重保持恆定者這一細胞數量最多。

因此，在營養學家看來，女性要減肥不要一味地節食，正確的減肥方法應該是改變飲食結構及生活型態。幾點建議如下。

◆ 在每頓飯前喝一碗清湯，會產生飽足感，以減少主食的攝取量，從而達到減肥目的。

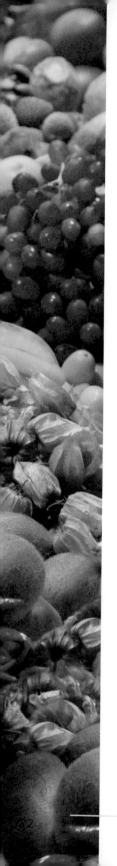

- 多吃蔬菜、水果，這樣女性攝取的熱量雖然減少了，但體內新陳代謝的速度並未改變，進而使女性減肥成功。

- 除了多吃蔬果外，還應吃大量富含纖維的食物，直到吃飽為止，這樣有利於腸道的蠕動。

- 細嚼慢嚥有助於減肥。因此，每次進餐時，不要狼吞虎嚥吃得太快，要慢慢享用盤中的每一份菜餚，用極慢的速度進食，最好每一口都咀嚼30次左右。

- 採用少量多餐的飲食方法，試著每天吃4～6頓飯，但每次吃得都很少，可以使血糖保持穩定，還能使食慾不致過於旺盛，避免由於饑餓而進食過量。

- 增加活動量，以提高新陳代謝率，增加熱量的消耗。

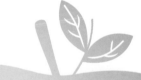

營養專家提醒您！

長期節食的結果就是人為地讓胃在本該蠕動、工作的時候卻無所事事，長久下來，**胃的運轉能力就會隨之下降**，胃功能紊亂，不能再承受一點點磨煉和挑戰。與此同時，長時間空閒的胃還要忍受浸泡在多餘胃酸中的折磨，因沒有食物可供消化，**胃酸侵蝕胃黏膜**，很快就會引起胃黏膜充血、水腫、潰爛，出現胃潰瘍或更為嚴重的疾病。

■ 迷思七：水，多多益善

　　每天8杯水的正確觀念已深入人心，為了擁有水嫩的肌膚，成為「水美人」，愛美的女性在喝水方面總是認為多多益善。殊不知，水喝得太多也會危害健康。

　　一般來說，女性喝水過多的危害主要有以下幾點。

一、對心臟不利

　　喝水過多，由於滲透作用，血管裡的血液會被水稀釋，導致血液所含的氧及營養物質濃度下降。為滿足人體的能量供應，心臟必須加大工作強度，致使心臟負荷增加，長期如此，對健康危害極大。特別是水腫病人、心臟功能衰竭病人、腎功能衰竭病人都不宜喝水過多，否則容易導致病情加劇。

二、導致「水中毒」

　　喝水太多之後，身體必然會借著尿液將多餘的水分排出，排出的水分中含有重要的電解質，倘若持續時間太久，體內以鈉

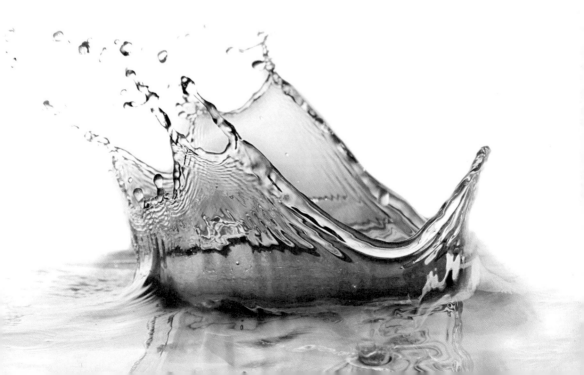

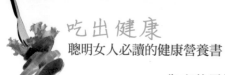

為主的電解質就會被稀釋，水溶性維生素（如維生素B群及維生素C）也容易流失。初期會出現易疲勞、虛弱無力、腰痠背疼、怕冷、心跳加快、皮膚失去彈性等症狀，嚴重時甚至會出現痙攣、意識障礙和昏迷。

三、導致水腫

大量喝水後，會造成體內臟器水腫，由於「水往低處流」，多餘的水分會大量在腰部和下肢彙聚，造成腰部和下肢水腫。

既然水要喝得適量、不能過多，同時又是人體之必須，那麼該如何補充水分呢？

一、該喝多少水？

一般說來，一般健康成年人每日建議之水分攝取量約2000～3000毫升（30～35毫升／公斤體重），我們每天平均可從食物

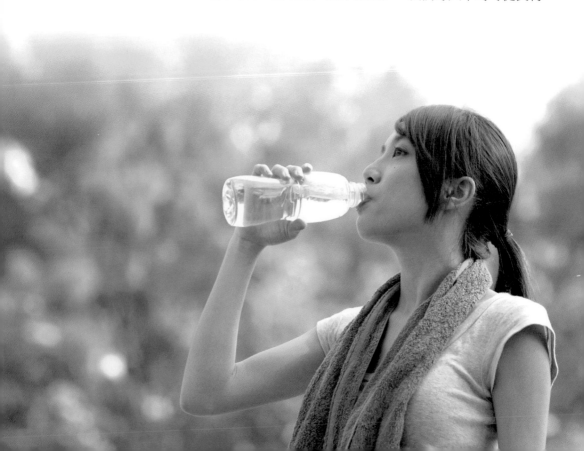

中獲得約1000毫升水，體內蛋白質、醣類和脂肪代謝可供給300毫升水，這樣我們每日應額外補充700～1700毫升水，才能滿足人體需要。

在每次補充約200毫升的情況下，每天則大約需要喝8杯水。當然這也不能一概而論，對於中暑、膀胱炎、便祕和皮膚乾燥等患者來說，適當多喝些水可對緩解病情發揮一定效果。此外，感冒發燒時也應多喝水，因為體溫上升會使水分流失，多喝水能促使身體散熱，幫助病人恢復健康。而孕期婦女和運動量比較大的女性水分消耗得多，也應多喝水。

二、該喝怎樣的水？

早上起床時，選擇30度以下的溫開水最好，這樣不會過於刺激腸胃的蠕動，不易造成血管收縮；平日則建議喝20℃～25℃的冷開水（請參閱第一章，〈水——滋養稚嫩肌膚的美麗甘露〉）。

有些人喜歡喝含糖飲料，甚至用含糖飲料來代替水，但這類飲料會減慢腸胃吸收水分的速度，對人體的新陳代謝產生不良影響。因此，像柳橙汁、可樂等含糖飲料口感雖好，但不宜多喝，每天攝取量最多不要超過200毫升，而對於糖尿病人和比較肥胖的人來說，最好不要喝這類飲料。

營養專家提醒您！

很多人喝水時喜歡大口吞嚥，這種做法是不對的。喝水太快太急會無形中把很多空氣一起吞嚥下去，容易引起打嗝或是腹脹，因此**最好先將水含在口中，再緩緩喝下**，尤其是腸胃虛弱的人，更應該一口一口慢慢喝。

此外，喝水太快太急也容易一次喝水過多，使排尿和出汗量增加，導致更多的電解質流失，還增加了心血管、腎臟的負擔，容易使人出現心慌、乏力、尿頻等症狀。

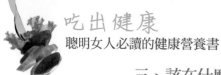

三、該在什麼時間喝水？

喝水切忌渴了再喝，應在兩頓飯期間適量飲水，最好隔一個小時喝一杯。

大家還可以根據自己尿液的顏色來判斷是否需要喝水。一般來說，人的尿液為淡黃色，如果顏色太淺，則可能是水喝得過多，如果顏色偏深，則表示需要多補充一些水了。

睡前少喝、睡後多喝也是正確飲水的原則，因為睡前喝太多的水，會造成眼皮水腫，半夜也會頻繁去廁所，影響睡眠品質；而經過一個晚上的睡眠，人體流失的水分約有450毫升，早上起來需要及時補充，因此早上起床後空腹喝杯水有益血液循環，也能促進大腦清醒，使這一天的思維清晰敏捷。

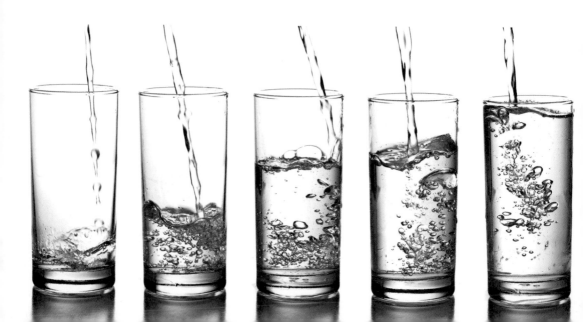

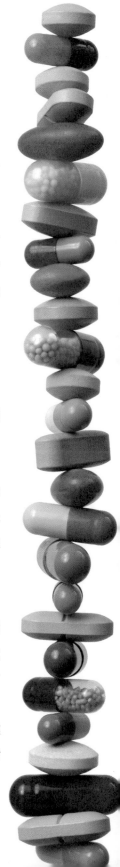

■ 迷思八：保健食品是美麗萬靈丹

時下不少商人抓準了女性消費者的愛美心理和對醫食同源保健意識的重視，瞄準女性市場，推出了大量美容保健食品，如XX口服液、XX膠囊，標榜吃了能美容養顏、以內養外等。

經商人這麼一推銷，很多愛美的女性朋友為了減肥、美容，把一些女性荷爾蒙滋補品、豐胸霜、減肥按摩膏等美容保養品當成生活中不可或缺的東西，有些女性甚至在沒有醫生指導的情況下服用補充女性荷爾蒙的藥物或保健食品來延緩衰老，殊不知這些美容保健食品可能正在吞噬她們的健康。

這是為什麼呢？原因主要有以下幾點。

一、女性荷爾蒙是把雙刃劍

在延緩女性衰老的同時，女性荷爾蒙還可能使乳腺導管上皮細胞增生，甚至癌變。

據統計，全世界每年約有120萬婦女患有乳腺癌，研究發現，引發乳腺癌的原因有很多，但最終都可歸結到一點：人體內的女性荷爾蒙「作怪」。女性在服用美容口服液、膠囊前，最保險的做法是每年做一次婦科檢查，排除囊腫體質後，再在醫生的指導下服用這些產品。

二、個人體質差異

許多保健食品含有中藥成分，必須按不同體質和虛實情況服用，千萬不能盲目亂吃。因為中醫藥學的最大特點和長處，就是針對每個人的個體差異，在進行了具體的辨證論治之後，才能擬方用藥。

中醫一般將人的體質分為寒、熱、虛、實等類型，因此吃保健食品之前，首先必須區分不同的體質和虛實情況，所謂「虛者補之、實者瀉之」、「熱者寒之、寒者溫之」、「氣主呴之、

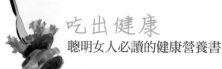

血主濡之」，先搞清楚自己究竟是該「補」還是該「瀉」，是該「溫」還是該「涼」，是該「補氣」還是該「補血」。否則就很可能會導致藥證不符、引火上升。

三、各個生理時期的特殊性

對於女性來說，由於她們人體的某些生理原因，在食用保健食品時一定要注意各個生理時期的特殊性。

例如中醫認為，女性在經期，一般不宜食用含有各種滋補成分的保健食品，不然就很容易因進補不當，影響到體內經血的正常排泄。

對於女性懷孕後的身體調補，中醫多主張「產前宜涼不宜溫，產後宜溫不宜涼」，所以，妊娠期間女性切不可大量食用含有人參、黨參、黃芪、鹿羊製品等溫性滋補保健食品；相反，產後則不宜過多攝取含珍珠粉或龜、鱉製品等涼性滋補保健食品。

營養專家提醒您！

需要保健食品的人包括：體弱多病者，可選用具有增強免疫力功能的保健食品；便祕者，可選擇具有通便和調節腸道菌群功能的保健食品，不過要注意通便類保健食品可能導致腹瀉，影響營養素的吸收，引起營養不良；長期在空調環境下從事電腦工作者，則需要提高缺氧耐受力和對輻射危害有輔助保護功能的保健食品。

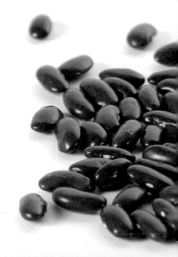

保健食品的許多原料本身即是藥物，具有一定的藥理作用，它們對人體的神經、內分泌等功能，難免會產生正反兩面的影響，若隨意食用很容易擾亂女性體內的生理週期和荷爾蒙平衡。

總之，保健食品中含有一定量的有益成分，能調節人體的機能，具有特定的功效，但也適用於特定人群，一定要在醫生的指導下選用保健食品。而且，保健食品只是人體機理調節劑、營養補充劑，不能直接用於治療疾病。

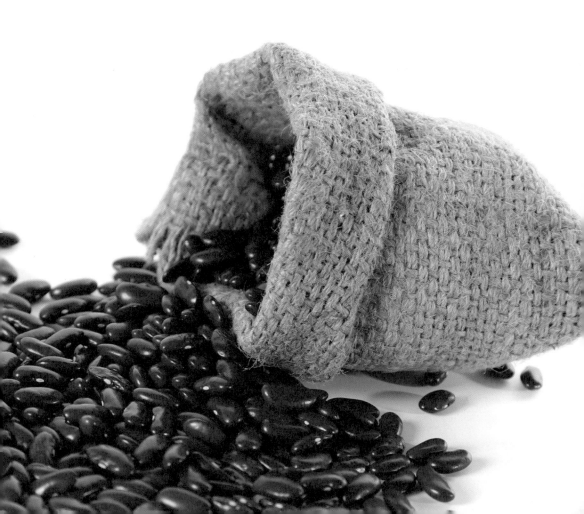

吃出健康 聰明女人必讀的健康營養書

作　　者：李瑾華
審　　定：張惠萍

發 行 人：林敬彬
主　　編：楊安瑜
責任編輯：陳亮均
助理編輯：黃亭維
內頁編排：張慧敏（艾草創意設計有限公司）
封面設計：張慧敏（艾草創意設計有限公司）
出　　版：大都會文化事業有限公司
發　　行：大都會文化事業有限公司
　　　　　11051 台北市信義區基隆路一段 432 號 4 樓之 9
　　　　　讀者服務專線：（02）27235216
　　　　　讀者服務傳真：（02）27235220
　　　　　電子郵件信箱：metro@ms21.hinet.net
　　　　　網　　址：www.metrobook.com.tw
郵政劃撥：14050529 大都會文化事業有限公司
出版日期：2013 年 11 月初版一刷
定　　價：320 元
ＩＳＢＮ：978-986-6152-76-4
書　　號：Health⁺43

First published in Taiwan in 2013 by
Metropolitan Culture Enterprise Co., Ltd.
Copyright © 2013 by Metropolitan Culture Enterprise Co., Ltd.

4F-9, Double Hero Bldg., 432, Keelung Rd., Sec. 1,
Taipei 11051, Taiwan
Tel:+886-2-2723-5216　Fax:+886-2-2723-5220
Web-site:www.metrobook.com.tw
E-mail:metro@ms21.hinet.net

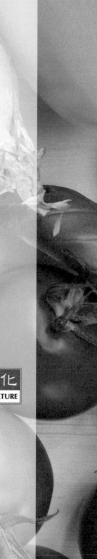

大都會文化
METROPOLITAN CULTURE

國家圖書館出版品預行編目 (CIP) 資料

吃出健康：聰明女人必讀的健康營養書 / 李瑾華 著，

初版 . 臺北市：大都會文化，2013.11

192 面；23×17 公分 .

ISBN 978-986-6152-76-4 (平裝)

1. 營養 2. 健康飲食 3. 女性

411.3　　　　　　　　　　　102006903

大都會文化

大都會文化 讀者服務卡

書名：吃出健康──聰明女人必讀的健康營養書

謝謝您選擇了這本書！期待您的支持與建議，讓我們能有更多聯繫與互動的機會。

日後您將可不定期收到本公司的新書資訊及特惠活動訊息。

A. 您在何時購得本書：＿＿＿＿年＿＿＿＿月＿＿＿＿日

B. 您在何處購得本書：＿＿＿＿＿＿書店（便利超商、量販店），位於＿＿＿＿（市、縣）

C. 您從哪裡得知本書的消息：1. □書店2. □報章雜誌3. □電台活動4. □網路資訊

　　5. □書籤宣傳品等6. □親友介紹7. □書評8. □其他＿＿＿＿＿＿＿＿＿＿＿＿

D. 您購買本書的動機：（可複選）1. □對主題和內容感興趣2. □工作需要3. □生活需要

　　4. □自我進修5. □內容為流行熱門話題6. □其他＿＿＿＿＿＿＿＿＿＿＿＿

E. 您最喜歡本書的：（可複選）1. □內容題材2. □字體大小3. □翻譯文筆4. □封面

　　5. □編排方式6. □其他＿＿＿＿＿＿＿＿＿＿

F. 您認為本書的封面：1. □非常出色2. □普通3. □毫不起眼4. □其他＿＿＿＿＿＿＿＿＿

G. 您認為本書的編排：1. □非常出色2. □普通3. □毫不起眼4. □其他＿＿＿＿＿＿＿＿＿

H. 您通常以哪些方式購書：（可複選）1. □逛書店2. □書展3. □劃撥郵購4. □團體訂購

　　5. □網路購書6. □其他＿＿＿＿＿＿＿＿＿＿

I. 您希望我們出版哪類書籍：（可複選）1. □旅遊2. □流行文化3. □生活休閒

　　4. □美容保養5. □散文小品6. □科學新知7. □藝術音樂8. □致富理財9. □工商管理

　　10. □科幻推理11. □史地類12. □勵志傳記13. □電影小說14. □語言學習（＿＿＿＿語）

　　15. □幽默諧趣16. □其他＿＿＿＿＿＿＿＿＿＿

J. 您對本書（系）的建議：＿＿＿＿＿＿＿＿＿＿＿＿＿＿＿＿＿＿＿＿＿＿＿＿＿＿＿

　＿＿＿＿＿＿＿＿＿＿＿＿＿＿＿＿＿＿＿＿＿＿＿＿＿＿＿＿＿＿＿＿＿＿＿＿＿＿＿

K. 您對本出版社的建議：＿＿＿＿＿＿＿＿＿＿＿＿＿＿＿＿＿＿＿＿＿＿＿＿＿＿＿＿＿

　＿＿＿＿＿＿＿＿＿＿＿＿＿＿＿＿＿＿＿＿＿＿＿＿＿＿＿＿＿＿＿＿＿＿＿＿＿＿＿

讀者小檔案

姓名：＿＿＿＿＿＿＿＿性別：□男□女　生日：＿＿＿年＿＿＿月＿＿＿日

年齡：□20歲以下□20～30歲□31～40歲□41～50歲□50歲以上

職業：1. □學生2. □軍公教3. □大眾傳播4. □服務業5. □金融業6. □製造業

　　　7. □資訊業8. □自由業9. □家管10. □退休11. □其他＿＿＿＿＿＿＿

學歷：□國小或以下□國中□高中／高職□大學／大專□研究所以上

通訊地址：＿＿＿＿＿＿＿＿＿＿＿＿＿＿＿＿＿＿＿＿＿＿＿＿＿＿＿＿＿＿

電話：（H）＿＿＿＿＿＿＿＿（O）＿＿＿＿＿＿＿＿傳真：＿＿＿＿＿＿＿＿

行動電話：＿＿＿＿＿＿＿＿　E-Mail：＿＿＿＿＿＿＿＿＿＿＿＿＿＿＿＿

◎如果您願意收到本公司最新圖書資訊或電子報，請留下您的E-Mail信箱。

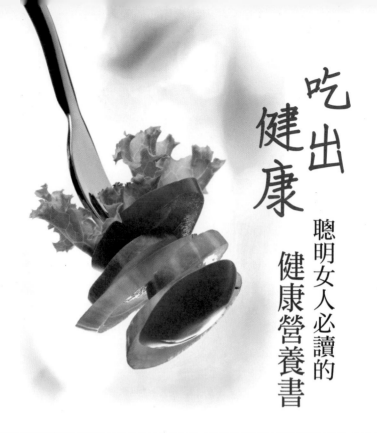

吃出
健康

聰明女人必讀的

健康營養書

北 區 郵 政 管 理 局
登記證北台字第9125號
免 貼 郵 票

大都會文化事業有限公司

讀 者 服 務 部 收

11051台北市基隆路一段432號4樓之9

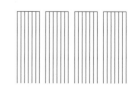